Prof. Dr. Dr. med. Frank Schneider

Depressionen im Sport

Prof. Dr. Dr. med. Frank Schneider

Depressionen im Sport

Der Ratgeber für Sportler, Trainer, Betreuer und Angehörige

Verstehen
Vorbeugen
Helfen

Mit einem Geleitwort von Teresa Enke

Herbig

Die Ratschläge in diesem Buch sind von Autor und Verlag sorgfältig geprüft, dennoch kann keine Garantie übernommen werden. Jegliche Haftung des Autors bzw. des Verlages und seiner Beauftragten für Gesundheitsschäden sowie Personen-, Sach- und Vermögensschäden ist ausgeschlossen.

MIX
Papier aus verantwortungsvollen Quellen
FSC® C014496
www.fsc.org

Umschlaggestaltung: Wolfgang Heinzel
Umschlagfoto: shutterstock-images
Satz: VerlagsService Dr. Helmut Neuberger
& Karl Schaumann GmbH, Heimstetten
Gesetzt aus der 11/15 pt. Bliss
Druck und Binden: GGP Media GmbH, Pößneck
Printed in Germany
ISBN 978-3-7766-2715-2

Auch als ebook

www.herbig-verlag.de

Geleitwort

Liebe Leserin, lieber Leser,
es ist ein gutes Gefühl, dass sich so viele Menschen dem Thema seelische Gesundheit zuwenden! Je größer das Wissen über psychische Erkrankungen ist und je selbstverständlicher wir mit dem Thema umgehen, desto besser. Vorbeugung, Diagnose und Behandlung können dann viel früher und viel effektiver einsetzen.

Im Jahr 2010 haben wir die Robert-Enke-Stiftung gegründet, um Projekte, Maßnahmen sowie Einrichtungen zu unterstützen, die vor allem über Depressionen aufklären und der Erforschung und Behandlung depressiver Störungen dienen. Auf diesem Weg sind wir mit der Unterstützung des Deutschen Fußball-Bundes, der Deutschen Fußball Liga und von Hannover 96 sowie einer Vielzahl weiterer Partner bereits ein großes Stück vorangekommen. Wir haben Projekte initiiert, unterstützt und erfolgreich durchgeführt. In diesem Zusammenhang sind die Klinik für Psychiatrie, Psychotherapie und Psychosomatik von Professor Schneider an der RWTH Aachen, das Referat »Sportpsychiatrie und Sportpsychotherapie« der Deutschen Gesellschaft für Psychiatrie und Psychotherapie, Psychosomatik und Nervenheilkunde sowie die Robert-Enke-Stiftung im Jahr 2012 auch gemeinsam für ihre Aktivitäten im Bereich der seelischen Erkrankungen bei Sportlern ausgezeichnet worden: Ein toller Erfolg unserer Arbeit!

Professor Schneider, einem der Kuratoriumsmitglieder der Robert-Enke-Stiftung, möchte ich an dieser Stelle dafür danken, dass er das Thema »Depressionen im Sport« derart kompetent aufgegriffen hat. Denn es ist nicht einfach, die komplizierten biologischen und psychosozialen Zusammenhänge der psychischen Erkrankungen für eine breite Leserschaft so anschaulich und so kurzweilig darzustellen, wie es hier gelungen ist.
In dem Buch wird aufgezeigt, dass jeder krank werden kann; es hier nicht um Schuld geht. Wir erfahren, was es mit Depressionen und anderen psychischen Erkrankungen auf sich hat, und dass es inzwischen gut behandelbare Erkrankungen sind. Wichtig ist, dass Hilfen leicht zugänglich sind und Experten von Betroffenen sowohl schnell als auch unkompliziert aufgesucht werden können. Die vorliegende Lektüre nennt viele solcher Hilfsangebote – nicht nur deshalb wünsche ich ihr eine weite Verbreitung.
Ich erhoffe mir, dass dieses Buch dazu beiträgt, seelische Krisen frühzeitig zu erkennen und zu behandeln. Niemand soll sich stigmatisiert fühlen oder ausgegrenzt werden, wenn er eine psychische Erkrankung erleidet und entsprechende Hilfen sowie Behandlungen erfragt.

Barsinghausen, im Oktober 2012
Teresa Enke

Inhalt

Einführung

Sportlerinnen und Sportler sind gesund und verletzen sich höchstens einmal an der Achillessehne. So ist die weitgehende Meinung bei Außenstehenden, wenn sie Weltmeisterschaften oder Olympische Spiele verfolgen. Sie strotzen vor Kraft und Gesundheit, können in Wettkämpfen die stärksten mentalen Belastungen wegstecken. Innerhalb der Leistungssportszene weiß man aber durchaus, dass es neben der Achillesferse noch andere verwundbare Stellen gibt, und dazu gehört eben auch die »Psyche«.
Aus einer großen, bundesweiten Studie ist bekannt, dass fast die Hälfte (ca. 43 Prozent) der Menschen in Deutschland im Laufe ihres Lebens einmal eine psychische Erkrankung erleidet. Warum sollen Leistungssportler davon ausgeschlossen sein? Nur, weil sie vielleicht manchmal Helden sein wollen und sollen? Das ist natürlich kein Grund. Auch Leistungssportler können psychische Erkrankungen erleiden, die adäquat diagnostiziert und behandelt werden müssen. Für diese Erkrankungen kann man gar nichts, sie kommen oft wie eine Grippe. Allerdings hängt ihr Auftreten eng mit Stressoren zusammen wie beruflichen oder privaten Konflikten, Trennung vom Partner, Schlafmangel, um nur ein paar wenige Beispiele zu nennen.

Höhen und Tiefen kennen alle Athleten eigentlich gut aus ihren Wettkämpfen: Sieg und Niederlage, Helden- und Versagerstatus

können sich sehr, sehr schnell abwechseln. Aus Niederlagen können Betroffene indes viel lernen. So ist es auch mit den Erkrankungen. Viele Patienten berichten mir nach ihrer Genesung, dass sie gestärkt aus der Krankheit hervorgegangen sind, reifer, fähiger, ihren eigenen Weg zu gehen.
Dazu ist es notwendig, dass die Athleten selbst, aber auch ihre Betreuer, Berater und Trainer sowie die Organisatoren von Sportwettkämpfen, die Verbandsfunktionäre und selbstverständlich die Angehörigen umfassend über die Erkrankungen, wie auch über die Risikofaktoren und »Frühwarnsymptome« informiert sind.
Auf der anderen Seite wissen wir, dass körperliche Aktivität – in Maßen betrieben – Geist und Körper fit hält. Sport ist Bewegung und Bewegung hilft, psychische Krankheiten zu überwinden. Es gibt jedoch auch Zeiten, in denen sich Leistungssportler aufgrund einer psychischen Erkrankung nur ganz beschränkt sportlich betätigen können und sollen. Dies gilt es, im Einzelfall durch den Arzt herauszufinden.

Depression ist eine Erkrankung, für die sich niemand schämen muss

Die Stigmatisierung von Patienten mit psychischen Erkrankungen ist gerade im Sport relevant: Leistungssportler, die sich zu ihren psychischen Erkrankungen öffentlich bekannten, wurden noch bis vor wenigen Jahren ins Abseits gestellt. Dies hat sich mittlerweile zum Positiven geändert. In den meisten Vereinen und Verbänden ist inzwischen das Bewusstsein vorhanden, dass jeder Mensch, auch ein Sportler, psychisch erkranken kann. Heutzutage wird meistens adäquat reagiert. Die Sportler erhalten Hilfe und Unterstützung. Viele Athleten schämen sich außerdem nicht mehr, sich zu ihrer Erkrankung zu bekennen und sich behandeln zu lassen. Und dies ist gut so.

Es gibt viele psychische Erkrankungen. In diesem Buch liegt der Schwerpunkt auf den depressiven Syndromen, weil sie im Sportbereich am häufigsten sind. Aber auch die wichtigsten anderen Erkrankungen wie Angststörungen, Essstörungen, die Aufmerksamkeitsdefizit-Hyperaktivitätsstörung (ADHS), Alkohol- und Drogenmissbrauch und viele andere mehr werden thematisiert. Sie halten also ein kleines Lehrbuch über psychische Erkrankungen in Ihren Händen. Nach der Lektüre sollten Sie in der Lage sein, Krankheitszeichen richtig einzuschätzen und adäquat zu reagieren. Generell gilt: Bei jedem Verdacht auf eine gravierende psychische Erkrankung sollte umgehend ein Facharzt für Psychiatrie und Psychotherapie konsultiert, im allerersten Schritt zunächst auch der Hausarzt befragt werden. In der Regel gilt: Je früher eine psychische Erkrankung erkannt und behandelt wird, desto weniger stark wird sie zukünftig ausgeprägt sein und umso kürzer werden die Beschwerden anhalten.

Leider ist es so, dass Sportmediziner, die ja in der Regel Internisten, Orthopäden oder Unfallchirurgen sind, mit diesen psychiatrischen Krankheitsbildern gar keine oder wenig Erfahrungen haben. Dies gilt auch für Sportpsychologen, deren Ziele im Verein und Verband oft ganz andere sind. Ich halte es grundsätzlich für eine gute Idee, wenn Sportler bei psychischen Problemen zu einem »Externen« gehen, also nicht zu einem dem Verein rechenschaftspflichtigen Berater, der vielleicht auch vom Verein bezahlt wird. Ob und was der Sportler an seinem Arbeitsplatz sagt, will gut überlegt sein, dafür sind externe Ärzte und Psychologen meist die besseren Diskussionspartner. Aber dies gilt eigentlich bei allen Arbeitsplätzen, nicht nur auf dem Sportplatz.

Neben der Diagnostik stelle ich Ihnen auch die relevanten Therapien vor: Die Fachleute sprechen von *multimodaler Therapie*, d.h. bei vielen psychischen Erkrankungen ist sowohl der Einsatz von Medikamenten als auch der von psychotherapeutischen Techniken angezeigt. Für Sportler gibt es allerdings spezifische Bedingungen und Einschränkungen zu beachten. Beim Verschreiben von Medikamenten müssen beispielsweise die einschlägigen Richtlinien der Anti-Doping-Agenturen berücksichtigt werden. Und jede Psychotherapie hat sich den besonderen Bedingungen von Leistungssportlern in den organisatorischen und zeitlichen Rahmenbedingungen anzupassen.

Dieses Buch soll einen Einblick geben, welche psychischen Erkrankungen (nicht nur) bei Leistungssportlern vorkommen können, welche Ursachen diesen zugrunde liegen können, wie man die Erkrankungen am besten behandelt und wer der richtige Ansprechpartner ist. Welches Wissen wird Ihnen auf den folgenden Seiten vermittelt? Ich beschränke mich auf solches, welches in den einschlägigen wissenschaftlichen Leitlinien der Fachgesellschaften sowie in großen Übersichtsarbeiten (z.B. den *»Cochrane Reviews«*) publiziert und darüber hinaus ganz aktuell ist. *»Evidenzbasierung«* heißt hier das Schlüsselwort. Es bedeutet, dass diagnostische und therapeutische Verfahren in den medizinischen Bereichen nicht auf einfachen Einschätzungen, Vermutungen, traditionellen Ansichten oder gar »Aberglauben« beruhen dürfen, sondern durch wissenschaftliche Untersuchungen sicher belegt sein müssen.

Im Notfall an Hausärzte, Fachärzte und Kliniken wenden!

Im Serviceteil am Ende des Buches finden Sie zunächst ein ausführliches Glossar, in dem mit einfachen Worten alle Fachbegriffe noch einmal erläutert werden. Dieser Abschnitt enthält auch Informationen über die sportpsychiatrisch-psychotherapeutischen Sprechstunden an einigen Universitätskliniken in Deutschland. Diese haben sich zu einem Ring zusammengefunden, um flächendeckend erster Ansprechpartner für Leistungssportler mit psychischen Erkrankungen zu sein.

Und es sei nochmals betont: Psychische Erkrankungen wie Depressionen können jeden Menschen treffen. Es handelt sich dabei nicht um vorausgegangenes Fehlverhalten oder Versagen, sondern um Erkrankungen des Gehirns, die aufgrund einer gewissen biologischen Verletzlichkeit im Zusammenwirken mit äußerem Stress auftreten. Es gibt übrigens auch nicht die typische Sportler-Persönlichkeit, genauso wenig wie es eine Krebs-Persönlichkeit oder eine Achillessehnen-Persönlichkeit gibt. Jeder Mensch ist einzigartig. Im Text finden Sie zahlreiche Fallbeispiele aus der Praxis. Diese sind selbstverständlich anonymisiert.

In diesem Sinne hoffe ich, dass Ihnen das vorliegende Buch im Sportalltag weiterhilft. Niemand kann etwas für eine psychische Erkrankung, aber jeder mittelbar und unmittelbar Betroffene sollte wissen, wo und wie geholfen werden kann.

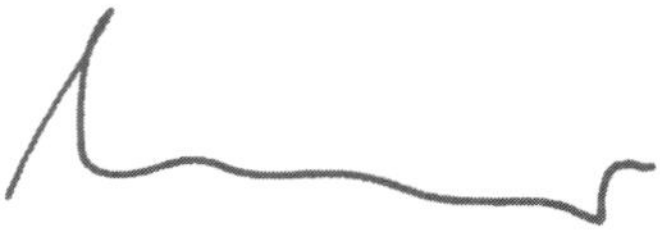

Prof. Dr. med. Dr. rer. soc. Frank Schneider

Depressionen: Was verstehen wir darunter?

Depressionen sind Erkrankungen, die früher als »Gemütskrankheiten« bezeichnet wurden. Sie gehören zu den häufigsten und schwersten psychischen Leiden. Die Wahrscheinlichkeit für jeden Einzelnen von uns, einmal im Leben an einer solchen Erkrankung zu leiden, beträgt knapp 20 Prozent. Die Krankheit tritt insbesondere im dritten Lebensjahrzehnt und dann wieder gehäuft im höheren Lebensalter auf. Frauen sind etwa doppelt so häufig betroffen wie Männer.

Das Gute ist: Depressionen sind gut behandelbare Erkrankungen!
Schlecht ist: Depressionen können zum Tod führen. Etwa ein Drittel der depressiv Erkrankten unternimmt einen Suizidversuch. Es wird geschätzt, dass sich bis zu 15 Prozent aller Patienten mit Depressionen das Leben nehmen. Durch konsequente Präventions- und Behandlungskonzepte konnte die Suizidrate in den letzten Jahrzehnten aber gesenkt werden.

Häufig gehen Depressionen mit anderen Erkrankungen wie Angststörungen, Substanzmissbrauch oder -abhängigkeit, mit Persönlichkeitsstörungen, Ess- und Zwangsstörungen sowie somatoformen Störungen (siehe Glossar) einher, die in den folgenden Abschnitten ebenfalls vorgestellt werden.

Depressionen gehören allgemein zu den *affektiven Erkrankungen*. Dies ist der Oberbegriff. Depressionen können einmalig im Verlauf eines Lebens auftreten oder auch mehrfach in Episoden.

Kommen nur depressive Episoden vor, spricht der Mediziner von *unipolaren Depressionen*. Treten sowohl depressive als auch manische Episoden auf, wobei letztere quasi das Gegenstück einer Depression beschreiben, spricht man von *bipolaren affektiven Störungen*. Manische Phasen machen bei den bipolaren Verläufen etwa 10 bis 20 Prozent der Erkrankungsepisoden aus. Insgesamt sind bipolare affektive Störungen deutlich seltener als unipolare Depressionen. Für bipolare affektive Störungen liegt die Wahrscheinlichkeit des Auftretens bei etwa 2 Prozent. Sie beginnen meist um das 18. Lebensjahr. Männer und Frauen sind gleich häufig betroffen. Die Suizidgefährdung ist hier allerdings viel höher als bei unipolaren Verläufen.

Affektive Störungen

Der Begriff der affektiven Störungen beschreibt eine Gruppe psychischer Erkrankungen, bei der insbesondere die Stimmung, der Antrieb und das vegetative Nervensystem betroffen sind. Das vegetative Nervensystem steuert körperliche Prozesse, über die wir uns normalerweise keine Gedanken machen, wie z. B. Herzschlag, Verdauung, Körpertemperatur.

Zu den affektiven Störungen gehören:

- *Depression*: Charakteristisch sind eine sehr niedergedrückte Stimmung, Antriebsminderung, Interesselosigkeit sowie Aufmerksamkeits- und Konzentrationsstörungen; zudem finden sich häufig körperlich-vegetative Auffälligkeiten.

- *Manie*: Gegenpol der Depression, Erkrankungsbild mit situationsunangemessener gehobener oder gereizter Stimmungslage, Antriebssteigerung, Rededrang, Gedankenrasen/Ideenflucht und häufig Größenideen.
- *Bipolare affektive Störung*: Typischerweise treten sowohl depressive als auch manische oder angedeutet manische (hypomanische) Krankheitsepisoden auf.

Nach der Internationalen Klassifikation psychischer Störungen der Weltgesundheitsorganisation (ICD-10; Kap. V (F); siehe Glossar) werden episodenhafte affektive Störungen (also manische oder depressive Episoden) von chronisch anhaltenden Störungen oft leichterer Ausprägung (Dysthymia, Zyklothymia) unterschieden. Eine *Dysthymia* wird diagnostiziert, wenn ein Zustand leichter depressiver Verstimmung mehr als zwei Jahre anhält. Parallel dazu meint *Zyklothymia* eine länger als zwei Jahre andauernde Instabilität der Stimmung mit Phasen leichter Depression und leichter Manie (Hypomanie).

Worin unterscheidet sich eine Depression von einer vorübergehenden schlechten Stimmung?

Ein wesentliches Unterscheidungskriterium ist, dass der Depressive unfähig geworden ist, auf sich ändernde Bedingungen emotional zu reagieren.

So schöpft beispielsweise jemand, der nur schlecht gestimmt ist, nach einer sich für ihn positiv ändernden Situation wieder neue Zuversicht und seine Stimmung hellt sich in dieser neuen Situation oder bei Aussicht auf etwas Schönes wieder auf. Bei einem Menschen mit einer Depression gelingt dies nicht.

Woher kommt eine Depression?

Leistungssportler stehen unter einem immensen Druck: ständig 100 Prozent geben zu wollen und zu »müssen«, in ständigem Konkurrenzkampf mit Mitstreitern stehen und immer besser sein müssen (der Beste!) – schneller, höher, weiter ... Dies schafft – zumindest auf Dauer – keiner, auch kein Profi! Der Körper wird über eine lange Zeit gefordert und zum Teil überfordert. In der Folge lässt die Leistung nach, woraufhin das Trainingspensum weiter erhöht wird, die Erschöpfung wächst, Misserfolgserlebnisse nehmen zu, kurz: Es droht eine Abwärtsspirale (siehe Abbildung). Doch worin genau liegen nun die

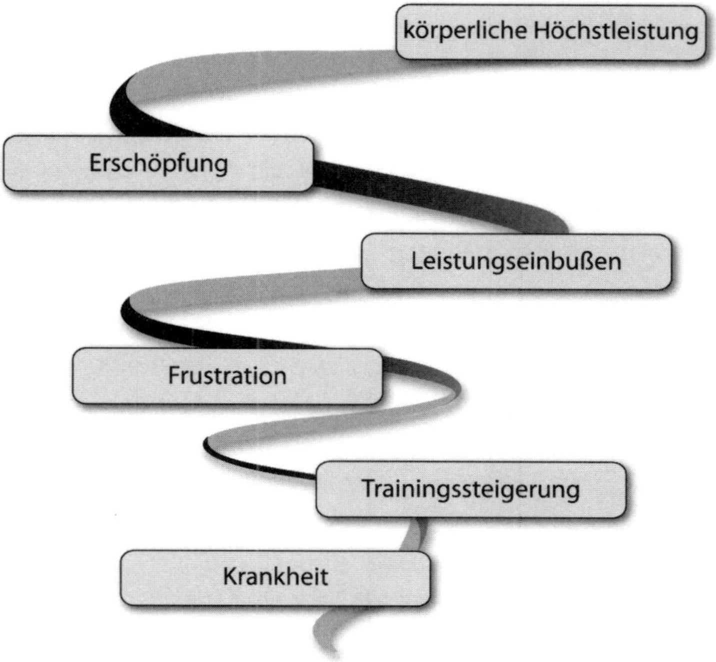

Abwärtsspirale

Ursachen einer Depression, warum entwickelt der eine unter den gegebenen Bedingungen eine Depression und der andere nicht?

Bei Depressionen spielen sowohl biologische als auch psychosoziale Faktoren eine Rolle

Wir wissen, dass sowohl biologische als auch psychosoziale Faktoren für das Entstehen einer Depression eine Rolle spielen. Es gibt eine genetische Veranlagung (»biologische Verletzlichkeit«). So weiß man aus Adoptions- und Zwillingsstudien, dass ein eineiiger Zwilling, wenn er einen Zwilling mit bipolarer Erkrankung hat, in bis zu 80 Prozent der Fälle auch daran erkrankt. Hat sein Zwilling eine unipolare depressive Erkrankung, liegt die Rate bei ca. 50 Prozent.

Andere gesicherte Ursachen beziehen sich auf die Botenstoffe im Gehirn, die *Neurotransmitter* (siehe Glossar). So sprechen die Wissenschaftler beispielsweise von der Monoamin-Mangel-Hypothese der Depression, also der Verminderung der Neurotransmitter Serotonin und Noradrenalin sowie Dopamin, die im Spalt zwischen den einzelnen Nervenzellen des Gehirns vorkommen und Informationen zwischen den Nervenzellen weiterleiten. Ein anderes gesichertes Modell ist das Überwiegen des cholinergen Systems (mit dem Botenstoff Acetylcholin) während der Depression und das Überwiegen des noradrenergen Systems (mit dem Neurotransmitter Noradrenalin) während der Manie. Insgesamt kann man von einer *Dysbalance* der verschiedenen Nervenbotenstoffe sprechen. Daneben wissen wir, dass häufig sowohl eine Regulationsstörung der Hormone (z. B. Kortisol, Schilddrüsenhormone) als auch strukturelle und funktionelle Auffälligkeiten einzelner Gehirnregionen beteiligt sind.

Nicht die Ereignisse selbst bestimmen, wie wir uns fühlen, sondern das, was wir darüber denken

Psychische Ursachen für eine Depression liegen z. B. in der »erlernten Hilflosigkeit« – einer Hilflosigkeit, die auf dem Boden einer andauernden, als unkontrollierbar und unvorhersehbar befundenen Belastung »erlernt« wurde. Das Gefühl, Dinge nicht mehr selbst kontrollieren zu können, führt zur Hilflosigkeit, und dies wiederum kann in eine Depression münden. Generell haben unsere Gedanken und Bewertungen der Dinge einen ganz großen Einfluss auf unser Gefühlsleben. Denn es sind nicht die Dinge bzw. Ereignisse an sich, die bestimmen, wie wir uns fühlen, sondern unser Denken darüber, unsere Bewertungen. Damit beschäftigen sich vor allem die kognitiven Ansätze der Depressions-Therapie. Diese führten auch den Begriff der »kognitiven Triade« ein, durch welche das Denken eines Depressiven beschrieben werden kann: die *kognitive Triade* umfasst die negative Wahrnehmung der eigenen Person (»Ich bin ein Versager«), der Umwelt (»Alle sind gegen mich«) und der Zukunft (»Es wird nie besser werden«).

Ein Beispiel für eine negative Grundannahme, die in eine Depression münden und diese aufrechterhalten kann, ist der Gedanke, dass der eigene Wert davon abhängt, wie erfolgreich man ist. Dies führt dazu, dass man sich selbst ständig unter Druck setzt. Ein solcher Gedanke ist bereits im Alltag nicht günstig, kann aber besonders im Leistungssport zu Versagensängsten und Minderwertigkeitsgefühlen führen – den charakteristischen Symptomen einer Depression.

Negative Denkschemata

Typisch für Menschen mit einer Depression ist eine negative Sichtweise, wie durch eine »schwarze Brille«. Dem liegen negative Denkschemata zugrunde, die zu Denkfehlern führen, z. B. Übergeneralisierungen (aus Kleinigkeiten werden weitreichende Schlüsse gezogen) oder eine eingeengte Wahrnehmung (»Tunnelblick«). Diese Denkschemata versuchen, sich immer wieder selbst zu bestätigen und damit bestehen zu bleiben.

Beispiele

Übergeneralisierung: Marion L. verspätet sich um wenige Minuten zum Schwimmtraining. Daraus zieht sie den Schluss, dass sie in allen Bereichen, so auch in ihrer sportlichen Leistungsfähigkeit, unzuverlässig ist.
Selektives Verallgemeinern: Einen verpatzten Sprung nach vier erfolgreichen, weiten Sprüngen betrachtet die Weitspringerin Claudia F. als Beweis für ihre sportliche Unfähigkeit.

An dieser Stelle sei erwähnt, dass in jeder wahrgenommenen Depression auch eine Chance steckt – die Chance, Zugang zu den zugrunde liegenden negativen Denkschemata zu gewinnen und diese zu verändern (siehe Kapitel *»Bausteine der Behandlung«*, Abschnitt *»Psychotherapie«*).

Zuletzt seien soziale Faktoren genannt, die in Form stressreicher, belastender Lebensereignisse (Wettkämpfe, Überforderungen, Misserfolgserlebnisse, Verluste, Kränkungen) mögliche Auslöser einer affektiven Störung wie einer Depression sein können.

Entwurzelung als Risikofaktor

Ein ganz wichtiger Faktor für das Entstehen seelischer Krisen sind Entwurzelungen: Es sollen in der deutschen Fußball-Bundesliga Sportler aus 66 Nationen spielen, von denen natürlich nicht alle nervenkrank werden. Aber eine Reihe dieser Spieler kommt mit dem System hier nicht zurecht, die Betroffenen fühlen sich alleingelassen und einsam, werden nicht aufgefangen. Gerade auch um diese Migranten müssen wir uns kümmern.

Einer Depression bei Leistungssportlern gehen oft folgende Ereignisse voraus:

- ein Übertrainingssyndrom (siehe Kapitel *»Welche anderen seelischen Erkrankungen gibt es?«*, Abschnitt *»Burnout durch Überforderung?«*)
- akute Verletzungen und verzögerte Rehabilitationsverläufe
- einzelne wichtige Niederlagen oder Serien von Misserfolgen in Wettkämpfen
- Frustrationen und Stress im Verein oder Verband (wie z. B. persönliche Probleme mit dem Trainer oder im Team)
- Trainingsprobleme
- zunehmendes Alter
- Beenden der Karriere (typischerweise tritt die depressive Symptomatik erst zwei, drei Jahren nach Beendigung auf)

Es sei aber nochmals darauf hingewiesen, dass eine Depression viele Ursachen haben kann und nicht allein einem Ereignis zugeschrieben werden kann.

Zeichen der Depression

Fallbeispiel

Ein Kindheitstraum wird wahr: Im März 2010 unterschreibt der 20-jährige Amateurkicker Thomas H. den Profivertrag im regionalen Fußballverein. Es gilt nun mehr denn je, sich zu behaupten, sich gegen Mannschaftskollegen durchzusetzen, um bei einem Spiel eingesetzt zu werden und nicht auf der Bank sitzen zu müssen. Das Training ist anspruchsvoll, aber es macht Spaß. Thomas erster Einsatz im Spiel lässt verletzungsbedingt jedoch lange auf sich warten und ist mit einer Niederlage verbunden. Der Trainer äußert mit barschen Worten seine Unzufriedenheit. Selbstzweifel machen sich breit, was dazu führt, dass Thomas härter trainiert als je zuvor. Doch in den folgenden Monaten nimmt er eine zunehmende Energielosigkeit und schnelle Erschöpfbarkeit an sich wahr. Seine Gliedmaßen fühlen sich häufig schwer und lahm an. Es kostet ihn morgens viel Kraft, überhaupt aufzustehen und in den Tag zu starten. Er kann beim Training mit seinen Mannschaftskollegen nicht mehr mithalten. Es überkommt ihn das quälende Gefühl, ein Versager zu sein. Tag für Tag stellt er sich seinen Versagensängsten und Selbstzweifeln. Bereits ein Fehlpass im Training reicht aus, um alles, insbesondere sich selbst, infrage zu stellen. Körperliche Beschwerden wie Einschlafstörungen, häufige Bauch- und Rückenschmerzen, für die aber keine organische Ursache gefunden werden kann, stellen sich ein. Das Training, der Fußball, überhaupt das Leben, lösen keine Freude mehr aus. Thomas zieht sich immer mehr zurück, unternimmt außerhalb des Trainings kaum noch etwas. Doch darüber reden will er nicht. Denn: Was würden die anderen, seine

Familie, sein Trainer, seine Mannschaftskollegen von ihm denken? Vielleicht würde seine Freundin ihn verlassen, vielleicht würde der Verein seinen Vertrag nicht verlängern?

Dieses Fallbeispiel verdeutlicht einige typische Symptome einer depressiven Episode, aber auch die bereits oben skizzierte Abwärtsspirale aus Überforderung, Erschöpfung, Frustration und Depression.

Charakteristisch für Depressionen sind Störungen der Gefühlslage, der *Affektivität*: Das Leitsymptom liegt in der depressiven Verstimmung. Hinzu kommen in der Regel das Gefühl, unzulänglich zu sein, Schuldgefühle, Hoffnungslosigkeit, Anhedonie (Unfähigkeit, Freude zu empfinden), der Verlust emotionaler Schwingungsfähigkeit, ein Gefühl »innerer Leere« oder ein Gefühl der Gefühllosigkeit, diffuse Ängste oder Zukunftsängste sowie Suizidgedanken bzw. Suizidalität (Selbstmordgefährdung).

Auch Störungen des *Antriebs* und der *Psychomotorik* sind fast obligat: Dies betrifft die geminderte oder die gehemmte Antriebslage bis hin zum depressiven Stupor (Bewegungsstarre), wobei bei einer manchmal auftretenden »agitierten Depression« auch ein übermäßig gesteigerter Bewegungsdrang bestehen kann. Energielosigkeit, Interessenverlust und Entscheidungsunfähigkeit komplettieren das Bild.

Störungen des *Denkens* äußern sich häufig in einer Denkhemmung. Manchmal ist das Denken auch eingeengt auf eine bestimmte Thematik, und es treten Konzentrations- und Gedächtnisstörungen auf.

Bei schweren Depressionen können auch *psychotische Symptome* in Form von Wahnideen und/oder Halluzinationen vorkommen. Die Inhalte der Wahnideen sind häufig (aber nicht zwangsläufig) mit der depressiven Stimmung verbunden (z. B. Schuld- oder Verarmungswahn).

Vitalstörungen (körperliche, vegetative Störungen) können ebenfalls Ausdruck einer Depression sein. Hierzu gehören Ein- und Durchschlafstörungen, körperliche Missempfindungen und Schmerzempfindungen, Schwindel, Übelkeit, Verstopfung, Appetit- und Gewichtsverlust sowie Verlust des sexuellen Interesses.

Somatisches Syndrom bei Depressionen

Bei vielen Patienten mit Depressionen treten auch körperliche Beschwerden auf, die als ein Ausdruck der Depression zu verstehen sind. Von einem solchen zusätzlichen somatischen Syndrom spricht man, wenn einige der folgenden Symptome vorliegen:

- Interessenverlust oder Verlust der Freude an normalerweise angenehmen Tätigkeiten
- Mangelnde Fähigkeit, auf eine freundliche Umgebung emotional zu reagieren
- Morgendliches Früherwachen (zwei oder mehr Stunden vor der gewohnten Zeit)
- Morgentief (Stimmung am Morgen deutlich schlechter als abends)
- Psychomotorische Unruhe oder Gehemmtheit
- Deutlicher Appetitverlust
- Gewichtsverlust
- Deutlicher Verlust des sexuellen Interesses

Es ist wichtig, durch eingehende medizinische Untersuchungen immer eine somatische Erkrankung, die natürlich jederzeit auch neben einer Depression auftreten kann, auszuschließen!

Hauptsymptome der Depression umfassen entsprechend der Weltgesundheitsorganisation (ICD-10, F-Kategorie):

- Depressive und getrübte Grundstimmung (tiefe Traurigkeit)
- Interesse- und Freudlosigkeit (Anhedonie)
- Antriebsminderung, Energieverlust, Müdigkeit

Zu den *Zusatzsymptomen* gehören:

- Verminderte Konzentration und Aufmerksamkeit
- Reduziertes Selbstwertgefühl und Selbstvertrauen, Gefühle von Wertlosigkeit
- Schuldgefühle
- Negative und pessimistische Zukunftsperspektive, Suizidgefährdung
- Appetit- und Gewichtsverlust (Minderung des Ausgangsgewichts um mindestens 5 Prozent pro Monat)
- Schlafstörungen

Treten mindestens zwei der genannten Hauptsymptome und zwei der Zusatzsymptome über mindestens zwei Wochen auf, liegt nach der ICD-10 eine behandlungsbedürftige depressive Episode vor.

Der *Schweregrad* einer Depression wird nach der ICD-10 anhand der Anzahl der vorliegenden Haupt- und Zusatzsymptome festgelegt:

- *Leichte depressive Episode*: zwei Hauptsymptome und zwei Zusatzsymptome
- *Mittelgradige depressive Episode*: zwei Hauptsymptome und drei bis vier Zusatzsymptome
- *Schwere depressive Episode*: drei Hauptsymptome und mindestens vier Zusatzsymptome

Die depressiven Beschwerden müssen mindestens zwei Wochen anhalten. Ist dieses Zeitkriterium nicht erfüllt, spricht man nicht von einer Depression!

Um eine Depression zu diagnostizieren, bedarf es einer umfangreichen Diagnostik, die bei einem Facharzt für Psychiatrie und Psychotherapie erfolgen sollte.

WHO-5-Screeningtest zum Wohlbefinden

Der von der Weltgesundheitsorganisation konzipierte Fünf-Fragen-Test ist ein orientierender grober Screeningtest zur Erfassung einer möglichen depressiven Episode. Ein solcher Test ist natürlich in seiner Aussagekraft recht beschränkt.

Anweisung: Die folgenden Aussagen betreffen Ihr Wohlbefinden in den letzten zwei Wochen. Bitte markieren Sie bei jeder Aussage die Rubrik, die Ihrer Meinung nach am besten beschreibt, wie Sie sich in den letzten zwei Wochen gefühlt haben.

Die Auswertung ist ganz einfach: Die Antwortpunkte werden addiert, wobei ein Wert zwischen 0 und 25 erreicht wird. Die Höchstpunktzahl 25 steht für vollständiges Wohlbefinden, die niedrigste Punktzahl 0 für das geringste Wohlbefinden mit der niedrigsten Lebensqualität. Eine Punktzahl von weniger als 13

In den letzten zwei Wochen	die ganze Zeit	meistens	mehr als die Hälfte der Zeit	weniger als die Hälfte der Zeit	ab und zu	zu keinem Zeitpunkt
... war ich froh und gut gelaunt	☐ 5	☐ 4	☐ 3	☐ 2	☐ 1	☐ 0
... habe ich mich ruhig und entspannt gefühlt	☐ 5	☐ 4	☐ 3	☐ 2	☐ 1	☐ 0
... habe ich mich voll Energie und aktiv gefühlt	☐ 5	☐ 4	☐ 3	☐ 2	☐ 1	☐ 0
... habe ich mich beim Aufwachen frisch und ausgeruht gefühlt	☐ 5	☐ 4	☐ 3	☐ 2	☐ 1	☐ 0
... war mein Alltag voller Dinge, die mich interessieren	☐ 5	☐ 4	☐ 3	☐ 2	☐ 1	☐ 0

Punkten weist auf ein deutlich reduziertes Wohlbefinden hin. In diesem Fall sollte der Hausarzt oder der Facharzt aufgesucht werden. Dieser kann dann feststellen, ob eine Depression oder eine andere psychische Erkrankung vorliegt.

Manie und bipolare Störungen

Manie

Eine Manie ist einerseits eine eigenständige Krankheit, die andererseits oft mit einer Depression im Zeitverlauf von Jahren abwechseln kann. Charakteristisch in der Manie ist eine situationsinadäquat euphorisch gehobene oder gereizte Stimmung. Zusätzlich müssen mindestens drei der folgenden Symptome für die Dauer von mindestens einer Woche vorliegen, mit resultierender Beeinträchtigung der sozialen und beruflichen Funktionen:

- Gesteigerte Aktivität (hoher Tätigkeitsdrang, eventuell Kaufrausch mit unüberlegten Geldausgaben, bedenkenloses Abschließen von Verträgen)
- Gesteigerte Gesprächigkeit, starker Rededrang
- Ideenflucht, subjektiv empfundenes Gedankenrasen
- Verlust sozialer Hemmungen, Distanzlosigkeit
- Vermindertes Schlafbedürfnis
- Größenwahn oder überhöhte Selbsteinschätzung
- Ablenkbarkeit, andauernder Wechsel von Aktivitäten
- Tollkühnes oder rücksichtsloses Verhalten
- Gesteigerte sexuelle Lust oder sexuelle Taktlosigkeit

Unter einer *Hypomanie* versteht man eine nur leicht ausgeprägte Manie, bei der die genannten Krankheitszeichen nicht alle und auch nicht in stärkerer Ausprägung vorhanden sein müssen. Eine Hypomanie kommt häufiger nach dem Ende einer längeren depressiven Phase vor.

Manien treten sehr selten bei Leistungssportlern auf, manchmal sieht der Arzt sie als Folge des Konsums von Anabolika.

Bipolare affektive Störungen

Bei einer bipolaren affektiven Störung liegen in der Krankengeschichte sowohl depressive als auch manische oder hypomanische Krankheitsepisoden vor. Mindestens zwei solcher Episoden müssen vorliegen, davon mindestens eine manische oder hypomanische Episode, um eine bipolare affektive Störung zu diagnostizieren. Die Unterscheidung einer unipolaren depressiven Störung von einer bipolaren affektiven Störung ist wichtig, weil diese jeweils ein anderes medikamentöses Vorgehen erfordern.

Bipolar Typ I: Depression und Manie wechseln
Bipolar Typ II: Depression und Hypomanie wechseln

Wie auch bei den unipolaren depressiven Störungen liegen zwischen den Krankheitsepisoden in der Regel symptomfreie Zeiten.

Unter *Rapid Cycling* versteht man Krankheitsverläufe, bei denen mindestens vier Stimmungswechsel pro Jahr auftreten.

Fallbeispiel

Die 30-jährige Lisa R., Triathletin und zugleich Trainerin in diesem Bereich, erlebt seit ihrer Jugend Phasen depressiver Verstimmung, in denen sie sich von ihrer Familie und ihren Freunden zurückzieht und nur wenig unternehmungslustig ist. Beruf und Alltag sowie ihr Training hat sie aber bislang stets noch irgendwie bewältigen können, in psychiatrisch-psychotherapeutische Behandlung hat sie sich nie begeben. Seit drei Monaten bereitet sie sich nun intensiv auf einen für sie wichtigen Wettkampf vor, der demnächst stattfinden wird. Seit etwa einer Woche wird Lisa jedoch zunehmend von ihrer Umwelt als »euphorisch-überdreht« bis wie »unter Strom stehend« erlebt. Es gibt oft mehrere Tage am Stück, an denen sie endlos joggt, die Nächte zum Tag macht, zwischendurch pausenlos chattet und telefoniert und dabei ihre Gesprächspartner kaum zu Wort kommen lässt. Häufig bereitet es den Gesprächspartnern Schwierigkeiten, Lisas Gedankengängen zu folgen. Daneben entwirft sie fast täglich neue, viel zu vollgepackte Trainingspläne und bestellt im Internet Dutzende neuer Trainingsmittel ohne Rücksicht auf die Kosten – und ohne wirklich Verwendung dafür zu haben. Versucht man, Lisa in ihrer übermäßigen Aktivität zu stoppen, reagiert sie unangemessen gereizt. Ihren Eltern gelingt es schließlich, sie zu einem Besuch bei einem Facharzt für Psychiatrie und Psychotherapie zu überreden. Dieser diagnostiziert eine manische Episode im Rahmen einer bipolaren affektiven Störung. Lisas frühere Stimmungsschwankungen können rückblickend als zweimalige depressive Episoden eingeschätzt werden. Unter der medikamentösen sowie einer psychotherapeutischen Therapie, die später mehr eine Rezidivprophylaxe ist, bleibt Lisa jahrelang psychisch stabil.

Zusammenfassung

Depressionen sind häufige Erkrankungen, die Leistungssportler genauso wie jeden anderen Menschen treffen können. Depressionen sind aber auch gut behandelbare Erkrankungen. Daher ist es wichtig, dass ein Betroffener sehr schnell qualifizierte ärztliche Hilfe erhält.

Die Therapie erfolgt in der Regel durch spezielle Medikamente (Antidepressiva) und durch Verhaltenstherapie. Depressionen können, frühzeitig behandelt, meist rasch zur Besserung gebracht werden. Athleten können daher entweder durchgehend Sport betreiben oder – bei sehr schwer ausgeprägten Depressionen – auch schon während eines vielleicht notwendig werdenden Klinikaufenthaltes wieder mit ihrem Trainingsprogramm beginnen.

Welche anderen seelischen Erkrankungen gibt es?

Depression ist nur eine unter vielen psychischen Erkrankungen. Bei Leistungssportlern treten auch häufig Angsterkrankungen, Zwangsstörungen, Substanzmissbrauch, Essstörungen und natürlich die große Gruppe der Folgen von traumatischen Einwirkungen auf das Gehirn auf. Letzteres ist aus dem Bereich des Boxens bekannt. Im folgenden Kapitel sollen die für Leistungssportler relevanten Erkrankungen vorgestellt werden. Sie als Leserin bzw. Leser sollen sich dadurch selbst einen Eindruck verschaffen können, ob eine wahrgenommene Auffälligkeit im Erleben und Verhalten einen Krankheitswert hat oder noch zum Bereich des Gesunden gehört. Dann können Sie die richtigen Konsequenzen ziehen und je nach Einschätzung gegebenenfalls einen Facharzt oder den Hausarzt hinzuziehen.

Burnout durch Überforderung?

Burnout ist keine psychische Erkrankung

Schon in den 70er-Jahren des letzten Jahrhunderts wurde von einem New Yorker Psychotherapeuten der Begriff »Burnout« für einen Zustand des »Ausgebranntseins« durch höchste Arbeitsbelastung eingeführt. In Deutschland ist der Begriff in aller Munde, in anderen Ländern ist er ein Fremdwort. Wir verstehen darunter, dass der Arbeitsplatz uns depressiv gemacht hat. Wir haben uns aufgeopfert und können dem Druck nicht mehr standhalten. Dies ist allerdings eine etwas eigentümliche Definition: Wir wissen, dass Depressionen durch die Wechselwirkung von biologischen (besonders genetischen) und psychosozialen Faktoren (Stress am Arbeitsplatz, aber auch in allen anderen gesellschaftlichen und privaten Bereichen) ausgelöst wird. Depressionen auf eine einzige Ursache zu reduzieren, verkennt diese wissenschaftliche Tatsache der *multifaktoriellen Bedingtheit* psychischer Erkrankungen.

Warum ist der Begriff »Burnout« so populär geworden?

Burnout, also »Übertraining« im mentalen Sinne (»Ich habe zu viel gearbeitet«), hört sich schöner an als der Name jeder psychischen Erkrankung: Man kann nichts für die Erkrankung, hat sich sogar noch aufgeopfert, bis man umgekippt ist. Dies ist ja gerade für Leistungssportler typisch, wenn sie in Krisen geraten. Aber auch hier gilt, dass Burnout ein unpassender Begriff ist. Nicht einmal im internationalen Klassifikationssystem für psychische Erkrankungen (ICD-10, F-Kategorie) erscheint Burnout als Diagnose. Jeder könnte sagen, dass er ein Burnout hat, ob er sich nun momentan schlecht fühlt im Sinne einer vorübergehenden »Laune« oder unter einer manifesten Depression leidet.

Leider wird aber in den Medien häufig der Eindruck erweckt, »Burnout« sei eine Erkrankung der hart arbeitenden Menschen, Depression dagegen eine Erkrankung der »Schwachen«. Es ist jedoch festzustellen, dass Burnout keine Depression des

arbeitenden Menschen ist, diese Begriffe also auch nicht austauschbar sind.
Mit viel gutem Willen könnte man vielleicht noch sagen, dass Burnout manchmal eine Vorstufe der Depression sein kann. Wir sollten uns aber vor Augen halten, dass eine Arbeitsüberlastung, die mit Stress und Frustration verbunden ist und eventuell in einen Risikozustand mit Erschöpfung, Zynismus sowie Leistungsminderung übergeht, nicht zwangsläufig in eine Depression mündet. Möglich sind auch andere psychische Störungen (etwa eine Suchterkrankung) und natürlich körperliche Erkrankungen. Doch aus dem als Burnout beschriebenen Zustand muss keineswegs eine manifeste psychische oder körperliche Erkrankung resultieren.

Was lernen wir aus dieser Diskussion?

Burnout gibt es natürlich in dem Sinne, dass eine längerfristige Arbeitsüberforderung möglicherweise zu psychischen und körperlichen Beschwerden führt. Wir müssen demzufolge die Arbeitsplätze so organisieren, dass wir versuchen, dies zu vermeiden. Gerade bei Leistungssportlern ist das aber kaum vorstellbar: Nehmen wir den Leichtathleten oder den Schwimmer, der nur alle vier Jahre die Chance hat, bei den Olympischen Spielen innerhalb von ein oder zwei Minuten seine Höchstleistung zu zeigen. Danach kann er sich wieder vier Jahre auf das nächste Großereignis vorbereiten.

Betreuer, Trainer und Sportmediziner entwickeln gemeinsam mit den Sportlern Strategien, um den gesunden Zustand langfristig aufrechtzuerhalten, mit Stresssituationen umzugehen und Höchstleistungen zu vollbringen. Viele der Sportler schaffen dies. Trotzdem können sie psychisch erkranken. Dies ist dann keine Fehlleistung am Arbeitsplatz, sondern eine Wende im eigenen Lebensschicksal.

»Athleten-Burnout«

Auch der spezielle Begriff des »Athleten-Burnouts« ist umstritten. So werden darunter ein Erschöpfungssyndrom auf körperlicher wie psychischer Ebene, manchmal auch Zynismus und Abwertung des Sports, verbunden mit sportlicher Leistungsunzufriedenheit verstanden.
Es erscheint unangemessen, ein spezielles Burnout für Athleten zu postulieren, denn die Medizin hat genügend Begriffe, um solche Zustände zu definieren und gegebenenfalls Diagnosen dafür zu vergeben. Im Übrigen konnten selbst große Untersuchungen bei Sportlern nicht zeigen, dass ein solcher Komplex von Beschwerden bei Sportlern häufig vorkommt oder für diese spezifisch ist. Selbstverständlich gibt es »ausgebrannte« Sportler, genauso wie dies aber auch in allen anderen Berufen vorkommt.

Übertraining und Übertrainingssyndrom

»Übertraining« ist dagegen ein klarer definierter Begriff: Er beschreibt ein zu häufiges und zu anstrengendes Training und hohen Wettkampfdruck über längere Zeit mit zu wenig und zu kurzen Erholungszeiten zwischen den Trainingseinheiten. Übertraining kommt nur bei Leistungssportlern vor.

Übertraining beschreibt ein Missverhältnis zwischen Belastung und Belastbarkeit bzw. Training und Regeneration über eine längere Zeit.

Der Beginn eines solchen Übertrainings ist meist mit gewissen Ermüdungszeichen verbunden, das *Übertrainingssyndrom* selbst führt zu körperlichen Auffälligkeiten wie z.B. Herzratenerhöhung (Tachykardie), daneben aber auch zu Aufmerksamkeits- und Konzentrationsstörungen, Depressivität, Schlafstörungen und manchmal diffusen Schmerzen. Dass die Leistungsfähigkeit unter diesen Umständen absinkt, liegt auf der Hand. Gleichzeitig nimmt die Gefahr für Verletzungen zu. Von einem Übertrainingssyndrom im engeren Sinne spricht man, wenn die sportartenspezifische Leistungsfähigkeit trotz vorherigen regelmäßigen Trainings über eine Regenerationszeit von zwei Wochen hinaus noch eingeschränkt bleibt. Zur Entstehung eines Übertrainingssyndroms kann aber auch die Kombination sportbedingter und externer (z.B. beruflicher oder familiärer) Faktoren führen.

Zu viel Training bei zu wenig Regeneration führt zu Übertraining

Häufig werden zwei Formen des Übertrainingssyndroms beschrieben, wobei oft auch Mischformen vorkommen: die *sympathikotone* und die *parasympathikotone* Form. Die Namensgebung geht auf die jeweils relevanten Anteile des *vegetativen Nervensystems* zurück: das sympathische Nervensystem (»ergotrope«, d.h. aktivierende Wirkung, ermöglicht die Leistungsphase) und das parasympathische Nervensystem (»trophotrope«, d.h. hemmende Wirkung, ermöglicht die Ernährungs- und Regenerationsphase), die gegensätzlich wirken.

Leistungsabfall infolge eines Übertrainings-syndroms

Während sich das sympathikotone Übertrainingssyndrom vor allem durch eine leichte Erregbarkeit, Gereiztheit, erhöhte Herzfrequenz, verminderte Pulsabnahme in der Ruhephase, Schlafstörungen und körperliche Beschwerden wie Kopfschmerzen oder vermehrtes Schwitzen sowie Gewichtsabnahme auszeichnet, macht sich das parasympathikotone Übertrainingssyndrom eher durch eine allgemeine Verlangsamung, Niedergestimmtheit und einen erniedrigten Ruhepuls bemerkbar. Beiden Arten des Übertrainingssyndroms sind aber ein zunächst unerklärlicher Leistungsabfall und leichte Ermüdbarkeit gemein. Ein sympathikotones Übertrainingssyndrom kann im Verlauf, je nach körperlicher Konstitution und Reaktion auf frühe Symptome des Übertrainings, in eine parasympathikotone Form übergehen oder primär als Letztere auftreten.

Fallbeispiel

Woher kommt dieser plötzliche Leistungsabfall? Der 25-jährige Radsportler Christoph K. trainiert hart, setzt sich immer wieder neue Belastungsreize, steigert seine Trainingseinheiten. Doch obwohl er nun mehr denn je trainiert, geht seine Leistungskurve nach unten. Dabei muss er doch gerade jetzt, kurz vor einem wichtigen Rennen, absolut fit sein und mehr noch – seine Höchstform erreicht haben, da ist für Ruhepausen und »Schongang« keine Zeit mehr. Nun verliert er aber an Tempo, seine Muskeln schmerzen, seine Beine fühlen sich schwer an, auch auf flachen Strecken kommt es ihm vor, als würde er nur bergauf fahren. Sein Puls ist bereits in Ruhe deutlich erhöht. Eine körperliche Erkrankung, etwa ein Infekt oder eine Entzündung, oder aber ein Vitaminmangel liegen nicht vor,

Christoph ist gesund – fühlt sich aber nicht so. Nachts plagen ihn Schlafstörungen, tagsüber ist er gereizt und unkonzentriert. Und anstatt durch das viele Training Muskulatur aufzubauen, nimmt diese nun eher ab, was sich auch in einer deutlichen Gewichtsreduktion zeigt.
Was ist hier los?

Dieses Fallbeispiel beschreibt ganz charakteristisch die Symptome eines sympathikotonen Übertrainingssyndroms und macht deutlich: Zu viel Training kann zu einem Leistungsabfall führen! Um ein solches Übertrainingssyndrom zu verhindern, ist es eine wesentliche Aufgabe der Trainer und betreuenden Sportmediziner, regelmäßige Belastungs- und Befindlichkeitsuntersuchungen der Athleten durchzuführen und den Trainingsplan so zu gestalten, dass sich intensive Trainingseinheiten und regenerative Phasen adäquat abwechseln.

Die Grenzen zwischen einem Übertrainingssyndrom und manifester Depression können fließend sein

Und noch etwas: Ein Übertrainingssyndrom ist keine Krankheit! Wie bei Burnout heißt es auch bei den Symptomen von Übertraining, einen Gang zurückschalten. Erfahrene Trainer wissen dies und zeigen ihren Athleten, wie dies geht, ohne dass sie an Leistungskraft verlieren. Das Eis ist aber dünn und brüchig, es ist beim einzelnen Sportler oft schwer im Vorhinein festzustellen, wo die richtige Balance zwischen Belastung und Regeneration liegt. Bei stärkeren Ausprägungen eines Übertrainingssyndroms kann für den Laien eine Unterscheidung zu einer manifesten Depression schwierig sein. Im Zweifelsfall sollte immer ein Facharzt für Psychiatrie und Psychotherapie konsultiert werden.

Angststörungen

Angststörungen gehören zu den häufigsten psychischen Erkrankungen überhaupt. Frauen erleiden diese doppelt so häufig wie Männer. Wie die meisten psychischen Erkrankungen entstehen auch sie vor dem Hintergrund einer biologischen Verletzlichkeit. Hinzu kommen akute oder chronische Belastungen, die *Stressoren*. Auf der anderen Seite gibt es »schützende« (protektive) Faktoren, wie beispielsweise ein stabiles soziales Netzwerk, die unsere »*Stresstoleranz*« erhöhen können.

> *Angst mit Krankheitswert* liegt dann vor, wenn die Angst ohne erkennbaren Grund oder infolge inadäquater Reize auftritt. Die Angst ist dann unverhältnismäßig und beeinträchtigt außerdem die üblichen sozialen Aktivitäten.

Wichtig ist bei allen Angststörungen eine ausführliche ärztliche Untersuchung, da zahlreiche körperliche oder auch andere psychische Erkrankungen hinter den Ängsten stecken können.

Es gibt verschiedene Angststörungen. Im Folgenden ein kurzer Überblick.

Agoraphobie

Bei dieser auch »Platzangst« genannten Erkrankung gibt es bestimmte furchteinflößende Situationen wie z.B. Menschenmengen, öffentliche Plätze, alleine reisen oder Reisen weit entfernt von der gewohnten Umgebung. Die Betroffenen vermeiden solche mit Angst besetzten Situationen. Neben psychischen sind meist vegetative und andere somatische Symptome die wichtigste Manifestation der Angst. Die Agoraphobie tritt oft gemeinsam mit einer Panikstörung auf.

Platzangst

Der Begriff »Platzangst« wird umgangssprachlich häufig nicht wie im medizinischen Sprachgebrauch für die Angst vor (räumlich) weiten Plätzen, sondern für die Angst vor engen, geschlossenen Räumen verwendet.

Panikstörung

Die Panikstörung ist gekennzeichnet durch wiederholte, spontane Panikattacken, die nicht auf eine spezielle Situation oder ein spezifisches Objekt bezogen sind.

Panikattacken bezeichnen einzelne Episoden intensiver Angst, die außerdem gekennzeichnet sind durch

- einen plötzlichen Beginn ohne Anlass.
- eine Dauer von meistens zehn bis 30 Minuten, wobei die Beschwerden nach wenigen Minuten einen Höhepunkt erreichen.
- körperliche Symptome: Schweißausbrüche, Herzklopfen, Brustschmerzen, Beklemmungsgefühle, Zittern, Hitzewallungen, Atemnot, Schwindel, Benommenheit, Übelkeit.
- oft auch eine Furcht, zu sterben, verrückt zu werden, Furcht vor Kontrollverlust, Ohnmachtsgefühle.

Bei der Panikstörung gibt es häufig angstfreie Zeiträume zwischen den einzelnen Panikattacken. Die Betroffenen entwickeln jedoch manchmal auch eine *Erwartungsangst* (»Angst vor der Angst«), in deren Folge sich eine Agoraphobie entwickeln kann.

Fallbeispiel

Olaf H., 40 Jahre, Schiedsrichter in der Regionalliga. Er hat gerade eine Scheidung hinter sich, muss akzeptieren, dass seine Exfrau sich ein neues Leben mit einem anderen Mann an ihrer Seite aufbaut. Nun wohnt er alleine in einem kleinen Appartement, versucht, sein Leben wieder neu zu ordnen, zu regeln – so wie er es auch beim Fußball als Schiedsrichter tut. Es ist nicht leicht, Schiedsrichter zu sein. Alle anderen auf und neben dem Fußballfeld wissen es immer besser, vor allem hinterher. Man muss Entscheidungen treffen – unliebsame Entscheidungen für die eine oder die andere Mannschaft. Man wird beschimpft, man wird gehasst. Auch heute wieder pfeift er ein Spiel. Nach dem Spiel, noch in der Kabine, verspürt er ganz plötzlich, wie aus heiterem Himmel, beunruhigendes Herzrasen und Herzstiche auftreten. Schweiß steigt ihm auf die Stirn, er hat das Gefühl, keine Luft mehr zu bekommen, hat Angst, ohnmächtig zu werden, Angst, zu sterben. Seine Kollegen informieren den Rettungsdienst, der auch sofort zur Stelle ist.
Im Krankenhaus wird er eingehend untersucht: Körperlich ist alles in Ordnung, kein Herzinfarkt, kein Anhaltspunkt für eine sonstige organische Erkrankung. Olaf kann das Krankenhaus verlassen. Doch was war der Grund für diese »Attacke« nach dem Spiel? Einen offensichtlichen Auslöser gab es nicht. Bei den Ärzten im Krankenhaus fiel der Begriff »Panikattacke«, doch Olaf kann nicht glauben, dass diese »Attacke« vielleicht etwas mit seiner »Psyche« zu tun haben könnte. Jedoch

folgen noch weitere solcher »Attacken« – ganz plötzlich und ohne jeden Anlass, aus heiterem Himmel.
Olaf zieht sich immer mehr zurück, geht kaum noch aus seiner Wohnung, sagt Spiele ab aus Angst davor, dass die »Attacken« draußen wieder auftreten und er nicht schnell genug Hilfe bekommen könnte. Als der Leidensdruck zu groß wird, kann er sich schließlich von seinem Hausarzt überzeugen lassen, einen Facharzt für Psychiatrie und Psychotherapie aufzusuchen. Die Diagnose: Panikstörung mit Agoraphobie. Nach drei Monaten ambulanter Psychotherapie pfeift er wieder auf dem Platz.

Soziale Phobie

Bei der sozialen Phobie ist die Angst auf bestimmte soziale Situationen beschränkt, z.B. in relativ kleinen Gruppen (häufig besonders stark ausgeprägt in Gegenwart von fremden Menschen, Autoritätspersonen oder Menschen des anderen Geschlechts) oder in Interaktions- und Leistungssituationen, wie z.B. beim Essen vor anderen Menschen, beim Sprechen in der Öffentlichkeit, wenn es darum geht, Leistungen in der Öffentlichkeit zu zeigen, ferner bei Reklamationen in Geschäften oder beim Betreten eines Raumes, in dem bereits andere Menschen sitzen. Körperliche Symptome gehören oft dazu, dies sind beispielsweise Erröten, Zittern, Übelkeit oder Harndrang.
Die soziale Phobie ist meist verbunden mit einem niedrigen Selbstwertgefühl, der Furcht vor Kritik oder Abwertung oder einer negativen bzw. peinlichen Bewertung des eigenen Verhaltens durch andere, der starken gedanklichen Beschäftigung mit den eigenen Ängsten und der Vermeidung der phobischen

Situation. All dies kann zum sozialen Rückzug und zur Isolation führen.

Sowohl bei der Agoraphobie als auch bei der sozialen Phobie steht die Vermeidung von bestimmten sozialen Situationen im Vordergrund. Bei der Agoraphobie geht es jedoch eher um die Vermeidung von Hilflosigkeit bzw. Ausgeliefertsein, bei der sozialen Phobie um Furcht vor Blamage bzw. Abwertung.

Fallbeispiel

Der 28-jährige Bundesligaprofi Jochen R. hatte bereits als Kind den Traum, Profifußballer zu werden. Doch beinahe wäre es nicht dazu gekommen, weil ihm seine eigene Angst zunächst im Weg stand. Schon als Kind war er eher schüchtern. Er wollte gerne bei den anderen Kindern mitspielen, traute sich aber nicht zu fragen. Zu Hause gab es häufig Ärger. Der Vater verglich ihn oft mit anderen Jungs seines Alters und kam zu dem Schluss, dass Jochen viel langsamer und viel untalentierter sei als diese, was er dem Sohn auch regelmäßig vorhielt.
Als Jugendlicher versuchte Jochen, öffentliche »Auftritte« zu vermeiden – ganz gleich, ob es darum ging, ein Referat zu halten, oder einfach nur darum, andere Jugendliche, die in einer Gruppe zusammenstanden, anzusprechen.
Er trat dem örtlichen Fußballverein bei, doch vor Wettkämpfen mit Publikum meldete er sich regelmäßig krank. Dabei war er sehr talentiert. Doch vor jedem Anpfiff rasten in ihm die Gedanken: »Werde ich gut genug sein? Was, wenn ich gleich einen Fehler mache, wenn mich die Leute ausbuhen, wenn ich mich blamiere?« Wenn er sich ab und an trotzdem auf den Platz wagte und der Stadionsprecher dann seinen Namen

aufrief und alle Augen auf ihn gerichtet schienen, spürte er, wie sein Herz raste, ihm der Schweiß ausbrach, die Röte ins Gesicht stieg, und es überkam ihn die Furcht, dass jeden Moment sein Kreislauf zusammenbrechen könnte. Dennoch wollte er unbedingt Fußball spielen. Doch erst, als er sich seinem damaligen Trainer anvertraute und er eine ambulante Psychotherapie begann und anfangs auch Medikamente einnahm, konnte der Leidensdruck gelindert werden und seine Profikarriere begann.

Spezifische Phobien

Bei den spezifischen Phobien ist die Angst auf ein bestimmtes Objekt oder eine umschriebene Situation beschränkt. Die ausgeprägte Angstreaktion geht mit einer vegetativen Begleitsymptomatik bei Kontakt mit dem phobischen Objekt einher. Die Konsequenz ist die Vermeidung der phobischen Situation. Häufige Phobien sind Spinnenphobie, Schlangenphobie, Klaustrophobie (Angst vor Aufenthalt in geschlossenen Räumen), Akrophobie (Höhenangst), Aviophobie (Flugangst) oder Blut-Spritzen-Verletzungs-Phobie.

Generalisierte Angststörung

Fallbeispiel

Susanne K., 42 Jahre, ehemalige Fechterin. Vor wenigen Jahren musste sie wegen eines Sportunfalls den Leistungssport aufgeben. Nun leidet sie seit mehreren Monaten unter anhaltender

Unruhe mit Angst- und Konzentrationsstörungen, begleitet von dem Gefühl ständiger Anspannung und Sorge – Sorge um ihre Zukunft, ihre finanzielle Situation, ihre Familie und ihre Gesundheit. Sie schildert Ängste, dass ihr Mann sich von ihr trennen könnte, dass das Geld irgendwann nicht mehr ausreiche. Zunehmend drehen sich ihre Gedanken nur noch um diese Sorgen. Sie kann diese Gedanken kaum unterdrücken.

Was in diesem Fallbeispiel skizziert wird, bezeichnen Mediziner als »Generalisierte Angststörung«. Eine Erkrankung mit andauernder (an den meisten Tagen der Woche, mindestens mehrere Wochen lang) generalisierter Angst, die – im Gegensatz zu den phobischen Angststörungen – nicht an bestimmte Situationen oder Objekte gebunden ist (sondern »frei flottierend«). Die Ängste entsprechen eher Befürchtungen und Sorgen, z. B. um die Gesundheit, die Zukunft oder den Beruf. Begleitende Symptome können Unruhe, Anspannung, Spannungskopfschmerz, Schwitzen, Schwindel und schnelle Erregbarkeit sein. Häufig bestehen auch Schlafstörungen.

Therapie

In der Psychoedukation lernt der Betroffene, welche Faktoren seine Krankheit bedingen

Die Behandlung der Angststörungen besteht zunächst in der *Psychoedukation*, das heißt darin, den Betroffenen die Bedingungsfaktoren der Erkrankung bewusst zu machen. Denn (und dies gilt nicht nur für Angststörungen) zu wissen, warum die Krankheit auftritt und besteht, ist Voraussetzung für einen selbstverantwortlichen Umgang mit der Erkrankung und

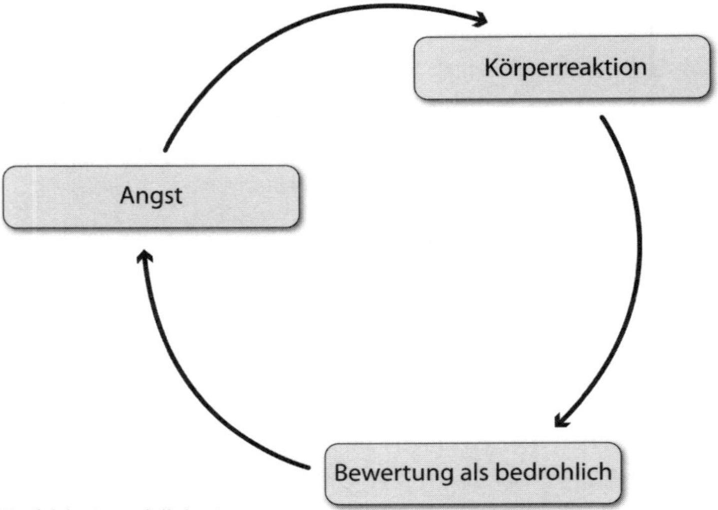

Teufelskreismodell der Angst

ihre erfolgreiche Bewältigung! Hilfreich ist beispielsweise das sogenannte *Teufelskreismodell der Angst* (siehe Abbildung). Dieses erklärt, dass Angst durch ein Aufschaukeln körperlicher Empfindungen und Fehlbewertungen entsteht.

Neben der Psychoedukation gibt es die *Reizkonfrontationsverfahren* (siehe Glossar). Hierzu gehören Dinge wie systematische Desensibilisierung, Reizüberflutung und abgestufte Exposition (Habituationstraining). Wie bei der Behandlung von Depressionen wird auch bei den Angststörungen die *kognitive Verhaltenstherapie* sehr erfolgreich eingesetzt. Auch Entspannungsverfahren wie die progressive Muskelentspannung nach Jacobson sind hilfreich.

Es gibt eine Reihe von Medikamenten (in erster Linie Antidepressiva), die als begleitende oder unterstützende Therapie eingesetzt werden, insbesondere dann, wenn z. B. gleichzeitig ein depressives Syndrom besteht. Oft ist eine kombinierte Behandlung aus Psychotherapie und Psychopharmakotherapie wirksamer als nur einer der beiden Bausteine.

Zwangsstörungen

Zwänge als Erkrankung umfassen wiederholt auftretende und vom Betroffenen selbst als unsinnig und uneffektiv erkannte Gedanken, Impulse oder Handlungen, die nicht unterdrückt werden können. Beim Versuch, Zwänge zu unterdrücken, tritt massive Angst auf.

Unterdrückte Zwangshandlungen erzeugen Ängste

Von einer Zwangserkrankung spricht man dann, wenn Zwangssymptome wenigstens zwei Wochen lang an den meisten Tagen auftreten. Dabei müssen sich die Zwänge ständig wiederholen und als unangenehm empfunden werden. Allerdings ist die Ausführung einer Zwangshandlung meist von einer vorübergehenden Spannungs- und Angstminderung begleitet. Charakteristisch für die Zwangserkrankung ist, dass die Gedanken oder die Impulse als eigen, d.h. zu einem selbst gehörig, erkennbar sind. Bei anderen Erkrankungen wie den psychotischen Störungen (siehe Abschnitt *»Schizophrene Psychosen«*) kommt es vor, dass solche Dinge als von anderen Personen oder Einflüssen eingegeben wahrgenommen werden.

Oft magisch-mystische Vorstellungen

Häufig treten bei den Zwangsstörungen magische oder mystische Vorstellungen auf, in der Art, dass man denkt, es würde etwas Schlimmes passieren, wenn eine bestimmte Zwangshandlung nicht ausgeführt wird. Zwänge sind häufig sehr zeitraubend, beeinträchtigen den Alltag wie den Beruf. Sie kommen oft mit anderen psychischen Erkrankungen zusammen vor *(Komorbidität)*.

Zwänge sind bei Leistungssportlern kein so seltenes Phänomen. Sie können entweder als zwanghaftes, ritualisiertes Verhalten oder als manifeste Zwangserkrankung in Erscheinung treten.
Denn Leistungssportler stehen unter einem enormen Druck. Zum Spannungsabbau oder zur Beruhigung helfen ihnen dann manchmal ritualisierte Verhaltensweisen – das gibt ein (vorübergehendes) Sicherheitsgefühl.

So verriet beispielsweise der Nationalfußballer Mario Gomez einst in einem Interview des Männer-Lifestylemagazins *Men's Health*, dass er vor einem Spiel immer erst den linken Stutzen vor dem rechten anziehe und dann den linken Schuh vor dem rechten und er auf der Toilette immer das Pissoir ganz links außen benutze. Dies bringe ihm zwar nichts, aber er mache es trotzdem. Auf die Frage warum, gab er an: »Wenn ich es mal nicht mache und wir verlieren, dann würde ich die ganze Zeit denken: Vielleicht lag es ja daran ...« (Ausgabe 6/2008, EVT 21.05.2008).

Zwangsstörungen gehen mit deutlichem Leidensdruck einher

Solche und ähnliche »Marotten« können lustig oder auch liebenswert sein. Die Frage ist, wann hört eine einfache »Marotte« auf, wann beginnt eine richtige Erkrankung. Eine Erkrankung beginnt sicherlich da, wo Zwänge unser Leben bzw. unseren Alltag beeinträchtigen, z.B. weil sie sehr viel Zeit beanspruchen oder weil wir diese nicht mehr kontrollieren und unterdrücken können.

Bei den Zwangsstörungen werden Zwangsgedanken und Zwangshandlungen unterschieden.

Zwangsgedanken

Dies sind Gedanken, Vorstellungen und Bilder, die sich ungewollt immer wieder aufdrängen, als weitgehend unsinnig erlebt werden, sich aber nicht unterdrücken lassen. Zum Beispiel der Gedanke, als Autofahrer jemanden beim Vorbeifahren verletzt zu haben, ohne es zu merken.
Auch wiederkehrende sich aufdrängende Impulse zu bestimmten, oft aggressiven Verhaltensweisen (z.B. die Angst, dem eigenen Kind impulsiv etwas anzutun) gehören hierzu. Häufig besteht eine große Angst, die Handlungen auch tatsächlich auszuführen. Allerdings werden aggressive Zwangsimpulse so gut wie nie in die Tat umgesetzt.

Gedankenexperiment

Versuchen Sie einmal, nicht an einen rosa Elefanten zu denken. Und wenn Ihnen der Gedanke an einen rosa Elefanten durch den Kopf schießt, versuchen Sie, diesen Gedanken schnell zu unterdrücken. Ein populäres Spiel der Psychologen. Wahrscheinlich haben Sie noch nie an einen rosa Elefanten gedacht, aber gerade jetzt, wo Sie es nicht tun sollen, denken Sie darüber nach. Je mehr wir versuchen, Gedanken zu unterdrücken, desto stärker und bedeutungsvoller werden diese. Und genauso ist es bei den Zwangsgedanken. So kennt sicherlich jeder von uns aufdringliche Gedanken, allerdings geben Menschen mit einer Zwangsstörung diesen Gedanken eine besondere, meist negative Bedeutung, beispielsweise »Wenn ich so etwas denke, bin ich gefährlich« oder »..., dann bin ich ein schlechter Mensch«. Und als bedeutsam erlebte Gedanken oder Gedanken, die mit einem Verbot zu tun haben, neigen dazu, sich uns besonders häufig aufzudrängen.

Zwangshandlungen

Diese bestehen aus sich wiederholenden, beabsichtigt eingesetzten Handlungsmustern und dienen dazu, befürchtete Konsequenzen zu vermeiden sowie Angst, Spannung und Unbehagen (vorübergehend) zu reduzieren. Sie werden von den Betroffenen zwar als übertrieben und sinnlos erkannt, dennoch bleibt der Widerstand dagegen oft erfolglos. Typische und häufig vorkommende Inhalte sind ein Kontroll- oder Reinlichkeitszwang. Daneben gibt es zum Beispiel den Ordnungszwang oder den Zählzwang.

Beispiele

Kontrollzwang: z. B. dutzende Male hintereinander kontrollieren, ob der Herd auch wirklich aus ist oder die Haustür wirklich abgeschlossen ist.
Reinlichkeitszwang: sich häufig hintereinander die Hände waschen und desinfizieren, z. B. aus Angst vor Infektionen.

Ordnungszwang: Symmetriebestrebungen in der Ausrichtung von Gegenständen, Anordnung von Gegenständen nach bestimmten Kriterien.
Zählzwang: völlig unwichtige Dinge des Alltags werden ständig gezählt.

Therapie

Die Therapie der Zwangserkrankungen wird mit Psychotherapie (vor allem kognitiver Verhaltenstherapie) und Medikamenten durchgeführt.

»Entkatastrophisieren« als Psychotherapie

Hierbei kommen kognitive Techniken wie das »Entkatastrophisieren« der Gedanken (»Was ist das Schlimmste, das passieren kann?« – »Was wäre, wenn die schlimmste Befürchtung wahr würde?«) oder die Realitätskontrolle (ein Betroffener soll z. B. die Wahrscheinlichkeit, sich an einer Türklinke mit einer Infektion zu infizieren, auf einer Skala von 0 bis 100 realistisch einschätzen) mit dem Ziel der Neubewertung bzw. kognitiven Umstrukturierung zur Anwendung. Eine andere Methode ist der bei Zwangsgedanken manchmal auch durchgeführte sogenannte Gedankenstopp: Sich aufdrängende, unerwünschte Gedanken werden durch ein autosuggestives »Stopp« abgebrochen (in der Regel ist dies zunächst ein laut ausgesprochenes »Stopp«, später im Alltag dann ein gedankliches). Auch werden Expositionen mit Reaktionsverhinderung durchgeführt: Die Patienten werden in zwangsauslösenden Situationen daran gehindert, Zwangshandlungen auszuführen, und erfahren dadurch auch ohne Ausübung dieser Handlungen nach einer gewissen Zeit einen Angst- und Spannungsabfall.

Zur medikamentösen Behandlung der Zwangsstörungen werden in der Regel Antidepressiva herangezogen, darunter insbesondere die selektiven Serotonin-Wiederaufnahmehemmer (SSRI) oder das trizyklische Antidepressivum Clomipramin. Bei Therapieresistenz (wenn durch die genannten Medikamente und psychotherapeutischen Verfahren keine ausreichende Besserung erzielt werden konnte) gibt es eine Reihe von weiteren medikamentösen Möglichkeiten.

Fallbeispiel

Ralph Z. ist 28 Jahre alt und Sportschütze mit dem Luftgewehr. Er gilt als sehr ehrgeiziger Schütze. Der Leistungsdruck hat zugenommen, seit er vor ein paar Monaten mit seiner Mannschaft in die 1. Bundesliga aufgestiegen ist. Vor einem halben Jahr hat er sich von seiner langjährigen Freundin getrennt, da ihm eine Affäre mit ihrem Arbeitskollegen bekannt geworden ist. Er hat zwar den Rückhalt seiner Familie und seiner Freunde, dennoch spürt er seit der Trennung eine unerträgliche innere Leere. Dazu gesellt sich eine panische Angst, anderen Menschen etwas antun zu können.

Seit der Trennung drängen sich ihm schreckliche Bilder und Gedanken auf, die er nicht unterdrücken kann. Beispielsweise beim Training am Schießstand: »Was, wenn ich das Gewehr herumreiße und meinen Mannschaftskollegen damit erschieße? Ich kann eine tödliche Gefahr sein.« Solche Gedanken gehen einher mit ungeheurer Angst und Anspannung. Ralph kann sich kaum mehr auf das Training konzentrieren, was sich auch in seinen nachlassenden Trainingsleistungen widerspiegelt. Auch zu Hause übermannen ihn

ähnliche Gedanken und Vorstellungen, dass er mit dem Luftgewehr jemanden tödlich verletzen könnte.
All diese Gedanken quälen ihn sehr und veranlassen ihn, mehrmals täglich und nicht nur am Schießstand, in stereotyper Art und Weise, zu kontrollieren, ob er das Luftgewehr richtig entladen und gesichert hat oder ob der Waffenschrank verschlossen ist. Solche Kontrollrituale führen zu einer kurzfristigen Erleichterung, die aber nicht lange anhält.
Mittlerweile haben sich seine Befürchtungen, andere zu schädigen, auf weitere Bereiche ausgeweitet und beeinträchtigen auch seine Berufsausübung in ganz erheblichem Maße. Ralph arbeitet als Industriemechaniker in der Autoindustrie. Immer wieder kommen ihm die Gedanken, dass er schwere, tödliche Autounfälle durch Fehler in der Produktion ausgelöst haben könnte. Dies führt auch bei der Arbeit dazu, dass er sämtliche Arbeitsschritte mehrfach kontrolliert.
Ralph hat Angst, sich seiner Familie oder seinen Freunden anzuvertrauen, denn er schämt sich seiner Gedanken. Inzwischen ist der Leidensdruck aber so groß, dass er sich eigenständig in einer psychiatrisch-psychotherapeutischen Praxis vorstellt und eine entsprechende Therapie beginnt. In der Therapie gelingt es ihm schließlich, die Bedeutung der aufdringlichen Gedanken zu entkräften und die Angst vor unkontrollierbaren Impulsen zu minimieren sowie die Kontrollrituale auf ein erträgliches Maß zu reduzieren.

Zwangshandlungen verschaffen nur kurzzeitig Erleichterung

Dieses Beispiel beschreibt den häufigen Fall, dass Zwangsgedanken und -handlungen kombiniert auftreten. Die Kontrollzwänge werden in diesem Fallbeispiel eingesetzt, um dem Eintreten der Befürchtung, die mit den Zwangsgedanken verbunden ist (hier: jemanden zu verletzen), entgegenzusteuern. Die Ausführung der Zwangshandlung führt damit kurzfristig zu einer Abnahme der durch die Zwangsgedanken hervorgerufenen Angst und Anspannung. Diese kurzfristig positiven Konsequenzen halten die Zwangshandlungen im Sinne einer operanten Konditionierung (siehe Glossar) aufrecht, und auch die Zwangsgedanken nehmen dadurch in ihrer Bedeutung zu (»Wenn ich das nicht kontrolliert hätte, wäre vielleicht etwas passiert. Das zeigt, dass der Gedanke wichtig ist.«).

Wie im Fallbeispiel treten Zwangsstörungen häufig in Phasen in Erscheinung, in denen bei Betroffenen große Verunsicherung vorherrscht, z. B. nach einer Trennung oder beruflichen Veränderung (bzw. hier der Aufstieg in die 1. Liga), nach Misserfolgen, dem Auszug aus dem Elternhaus oder der Geburt eines Kindes. Zwänge können dann die Funktion haben, die Verunsicherung und negativen Gefühle zeitweilig zu kompensieren.
Ursächlich liegt den Zwangsstörungen – wie anderen psychischen Erkrankungen auch – aber nicht nur eine einzige Ursache zugrunde. Es scheinen sowohl genetische als auch neurobiologische (z. B. eine gestörte Kommunikation zwischen bestimmten Hirnarealen und eine Dysregulation des Serotonin-Stoffwechsels in bestimmten Hirnregionen) wie auch psychosoziale Faktoren (z. B. kognitive Bewertungsprozesse, klassische und operante Konditionierung; siehe Glossar) eine Rolle bei der Entstehung und Aufrechterhaltung zu spielen.

Anpassungs- und Belastungsstörungen

Schwere traumatische Ereignisse können zu einer akuten Belastungsreaktion oder einer posttraumatischen Belastungsstörung führen, gestörte Anpassungsprozesse nach einschneidenden oder belastenden Lebensveränderungen zu einer Anpassungsstörung.

Kennzeichen dieser Erkrankungen ist, dass es ein *Trauma* bzw. ein *belastendes Ereignis* als Ursache gibt, ohne das die Störung nicht aufgetreten wäre.

Anpassungsstörungen

Bei den Anpassungsstörungen besteht vor allem eine depressive und ängstliche Symptomatik mit einem gemischten Bild aus depressiver Stimmung, Angst, genereller übergroßer Besorgtheit sowie der Befürchtung, mit der gegenwärtigen Situation nicht zurechtzukommen. Bei den meisten Anpassungsstörungen halten die Beschwerden, die auch den Alltag beeinträchtigen, nicht länger als sechs Monate nach Ende der Belastungssituation an. Es besteht aber während dieser Zeit die Gefahr von Suizidhandlungen (z.B. unter Alkoholeinfluss). Wenn die Ereignisse andauern, kann sich aus der Anpassungsstörung auch eine andere psychische Erkrankung, z.B. eine Depression oder eine Suchterkrankung, entwickeln.
Die Therapie besteht vor allem in stützenden Gesprächen und einer medikamentösen Behandlung mit Antidepressiva.

Akute Belastungsreaktion

Eine akute Belastungsreaktion entwickelt sich nach einem Trauma bei einem psychisch nicht manifest erkrankten Menschen. Der Beginn ist häufig mit einer Art »Betäubung« verbunden, dem Gefühl der Bewusstseinseinengung und Desorientiertheit. Die Folgen sind meist eine depressive Verstimmung, Angst, Ärger, Verzweiflung, Überaktivität oder Rückzug. Häufig bestehen auch körperliche Symptome wie schneller Herzschlag, Schwitzen oder Bluthochdruck.

Die akute Belastungsreaktion ist eine *vorübergehende Störung*, denn sie tritt unmittelbar (nach den ICD-10-Kriterien innerhalb von Minuten bis einer Stunde) nach dem traumatischen Ereignis auf und geht innerhalb von Stunden wieder zurück.
Die Behandlung besteht daher vor allem in einer Krisenintervention. Wichtig ist, dass der behandelnde Arzt in diesem Moment auch immer eine Suizidgefährdung abklärt. Durch beruhigendes Zureden und unterstützende Gespräche sowie die Organisation sozialer Dinge (z.B. Benachrichtigung von Bezugspersonen) kann den Betroffenen gut geholfen werden. Es gilt, den Betroffenen ein Höchstmaß an Sicherheit zu vermitteln.

Posttraumatische Belastungsstörung (PTBS)

Voraussetzung für eine posttraumatische Belastungsstörung ist ebenfalls ein erhebliches Trauma, also eine sehr schwerwiegende Belastung bei der betroffenen Person (z.B. Konzentrationslagerhaft, Vergewaltigung, Überfälle, Anschläge auf Soldaten im Einsatz).

Flashbacks und Albträume: charakteristische Symptome einer PTBS

Die Betroffenen erleben das Trauma wiederholt in sich aufdrängenden Erinnerungen (sogenannten Flashbacks, Nachhallerinnerungen), Träumen oder Albträumen. Sie haben das anhaltende Gefühl von »Betäubtsein« und emotionaler Gleichgültigkeit gegenüber anderen Personen. Dazu kommen Teilnahmslosigkeit und Niedergestimmtheit. All dies führt dazu, dass Betroffene Situationen und Reize, die an das Trauma erinnern können, vermeiden.
Die PTBS ist häufig mit einer vegetativen Übererregtheit, mit erhöhter Wachheit, übermäßiger Schreckhaftigkeit und Schlaflosigkeit verbunden. Oft bestehen auch Angst und Depression sowie Suizidgedanken. Manche Betroffene bewältigen die Belastungen mit einem Drogen- oder Alkoholmissbrauch. Typisch für die PTBS ist eine verzögerte Reaktion, das heißt, die Krankheitszeichen setzen oft erst Wochen bis maximal sechs Monate nach dem Trauma ein und halten mindestens einen Monat lang an. Die PTBS kann auch chronisch werden, was unbedingt verhindert werden muss.

Fallbeispiel

Die 25-jährige Kanutin Anne K. ist ein lebensfroher, geselliger und unternehmungslustiger Mensch. Sie hält sich gerne und viel in der freien Natur auf. Ihre Leidenschaft ist der Kanusport. Doch mit einer Kanufahrt ändert sich ihr Leben schlagartig. Während dieser Trainingsfahrt auf einem reißenden Fluss kentert ihr Boot. Sie kann sich selbst nicht aus dem Fluss retten, kämpft minutenlang um ihr Leben, bis sie schließlich mit fremder Hilfe aus dem Wasser gezogen wird.

Doch für ihre mitpaddelnde Kollegin kommt jede Hilfe zu spät.
In den nächsten Wochen verändert sich Anne K. zunehmend. Sie wird sehr schnell reizbar, zieht sich immer mehr zurück, geht kaum noch aus dem Haus, auch nicht mehr zum Training. Alles, was sie an den Kanusport erinnert, ihre Pokale und Urkunden, verschließt sie im Keller. Nachts schreckt sie aufgrund von Albträumen, die sich um den schrecklichen Unfall drehen, aus dem Schlaf. Auch tagsüber holen sie immer wieder Bilder des Unfalls ein. Anne K. merkt dann, wie plötzlich Panik in ihr aufsteigt, wie ihr Herz anfängt zu rasen und wie ihr schwindelig wird. Sie möchte den Kanusport aufgeben. Doch nach mehrmonatiger intensiver Psychotherapie schafft sie es, ihren Sport mit Freude und Begeisterung erneut aufzunehmen.

Dieses Fallbeispiel verdeutlicht die charakteristische Symptomatik der posttraumatischen Belastungsstörung:

- das ungewollte Wiedererleben der traumatischen Situation (hier durch Albträume und Flashbacks),
- das Vermeiden von Reizen und Situationen, die an das Trauma erinnern,
- ein erhöhtes Erregungsniveau (hier in Form von Gereiztheit und Schlafstörungen).

Die Therapie besteht zunächst in einer Stabilisierung, d.h. dem Schaffen einer sicheren Umgebung ohne weitere Traumaeinwirkung, sowie der Organisation sozialer Unterstützung. Entspannungsverfahren, die Einbindung in Selbsthilfegruppen und spezifische Psychotherapie sind wichtig. Dabei ist inzwischen bekannt, dass das früher sehr beliebte »Debriefing«, das meist in Gruppen durchgeführte Wiederholen der Traumasituation unmittelbar nach dem traumatischen Erlebnis, eher zu höheren PTBS-Raten führt. Eine PTBS-Behandlung gehört immer in die Hand von Fachleuten, nämlich von Psychiatern und Psychotherapeuten. Die Traumaverarbeitung ist durch behutsame, schrittweise Exposition mit traumatischen Inhalten durchzuführen. Ziel dieser Exposition ist es, die traumatischen Inhalte in die eigene Biografie zu integrieren.

Somatoforme Störungen

Somatoforme Störungen zeichnen sich aus durch die medizinisch unbegründete Befürchtung, an einer körperlichen Erkrankung oder einem vermeintlichen Makel zu leiden. Die Betroffenen nehmen meist körperliche Symptome unterschiedlicher Art wahr und fordern trotz wiederholt unauffälliger organischer Untersuchungsergebnisse weitere medizinische Diagnostik.

Die vielen als *»Hypochondrie«* bekannte hypochondrische Störung ist eine Unterform der somatoformen Störungen.

Somatoforme Störungen: Beschwerden ohne ausreichend erklärende organische Ursachen

Somatoforme Störungen sind relativ häufig und für die Betroffenen sehr belastend. Menschen mit einer solchen Störung sind auf eine organische Ursache ihrer Beschwerden fixiert, fordern hartnäckig weitere medizinische Untersuchungen, werden durch »Negativbefunde« nicht adäquat entlastet und können nicht anerkennen, dass ihren Beschwerden keine organische Ursache zugrunde liegt, mit der sich die Symptome hinreichend erklären ließen. Es kommt zu einem häufigen Arztwechsel (»doctor hopping«) mit einer sehr umfangreichen Krankenakte. Die Betroffenen sind in ganz verschiedenen Lebensbereichen oft deutlich beeinträchtigt.

Fallbeispiel

Die 18-jährige Turmspringerin Sarah N. besucht ein Sportinternat und bereitet sich gerade auf ihre Abiturprüfungen vor. Die Bemühungen, der Schule und dem Sport gleichermaßen gerecht zu werden, gestalten sich nach ihren Aussagen schwieriger denn je. Ihre Leistungen, sowohl im Sport als auch in der Schule, hätten seit ein paar Monaten stark nachgelassen. Aus ihrer Lebensgeschichte ist zu erfahren, dass ihre Mutter – früher selbst Wasserspringerin, wenn auch nie besonders erfolgreich – sie schon sehr früh für das Turmspringen begeisterte und zunächst auch die Trainerrolle übernahm, bevor Sarah in das Sportinternat geschickt wurde – das gleiche Internat, das auch die Mutter schon besucht hatte.
Ihre Mutter sei schon immer äußerst ehrgeizig gewesen, eigentlich ehrgeiziger als sie selbst, und habe immer nur Medaillen sehen wollen. Sarah habe häufig die Enttäuschung der Mutter zu spüren bekommen, wenn sie einen Medaillenplatz verpasste. Von ihrem Vater, der selbst kein Sportler war, habe sie nicht viel gehabt, da er beruflich bedingt häufig abwesend war. Vor einem Jahr sei er dann sehr plötzlich und unerwartet an Blasenkrebs verstorben.
Sie selbst habe schon in der Kindheit häufig mit Infekten zu tun gehabt, sei sehr anfällig. In den letzten Monaten habe sie

wieder vermehrt Ärzte aufsuchen müssen, da sie unter quälendem, ständigem Harndrang mit häufigem Wasserlassen leide. Dies beeinträchtige sie inzwischen so sehr, dass sie ihren Trainingseinheiten gar nicht mehr nachkommen könne. Sie habe ständig Angst, es nicht mehr rechtzeitig zur Toilette zu schaffen. Begleitende Symptome seien Brennen und Ziehen im Unterbauch sowie starkes Schwitzen und Herzrasen. Sie sei bereits mehrmals von Urologen und Gynäkologen umfassend untersucht worden, ohne dass sich eine die Symptome erklärende organische Ursache hätte finden lassen. Sie fühle sich sehr unglücklich darüber, dass ihr bisher noch kein Arzt helfen konnte. Mehr noch: Sie fühle sich missverstanden und nicht ernst genommen, wollte man sie doch an eine psychiatrisch-psychotherapeutische Sprechstunde vermitteln. Dabei sei es doch gar nicht ihr Kopf, der krank sei.

Dieses Fallbeispiel beschreibt eine junge Frau, bei der eine somatoforme autonome Funktionsstörung des Urogenitalsystems vorliegt. Kennzeichen dieser Erkrankung sind vegetative Symptome (hier Harndrang, Brennen und Ziehen im Unterbauch), die sich auf ein vegetativ innerviertes Organ (hier die Harnblase) beziehen und die bei Betroffenen erhebliches subjektives Leiden verursachen.
Gleichzeitig lassen sich für die Beschwerden keine organischen Ursachen finden. Daneben gibt es aber Hinweise auf massive Belastungsfaktoren, sowohl chronische als auch akute. Hierzu gehören im vorgestellten Fallbeispiel der Tod des Vaters, der zudem an Harnblasenkrebs verstarb, was bei der Tochter eine Fokussierung der Aufmerksamkeit auf entsprechende Symptome bei sich selbst verstärkte, ferner der aktuelle schulische

Stress aufgrund der bevorstehenden Abiturprüfungen sowie die durch die verminderte sportliche Leistungsform hervorgerufene Belastung. Denn schlechte Leistungen bergen die Gefahr der Ablehnung durch die Mutter, welche sich nun jedoch um die Tochter sorgt und dieser Zuwendung entgegenbringt. Aufmerksamkeit und Zuwendung können in diesem Fall – ohne dass dies beabsichtigt ist – auch eine die Symptome verstärkende oder aufrechterhaltende Funktion haben.

Wichtig ist es anzuerkennen, dass die Betroffenen die Krankheitszeichen nicht absichtlich erzeugen und auch nicht willentlich kontrollieren können. Die Krankheitszeichen können Ausdruck von Hilflosigkeit oder von mangelnden Bewältigungskompetenzen sein.

Mögliche Ursache des Fibromyalgiesyndroms: eine falsche Regulierung der Schmerzschwelle

Im Kontext der somatoformen Störungen sei hier auch der manchmal verwendete Begriff des *Fibromyalgiesyndroms* genannt. Dies ist eine kontrovers diskutierte Erkrankung, wobei nicht erklärbare Muskel- und Muskelansatzschmerzen bestehen, eine verminderte Schmerzschwelle sowie Schwellungsgefühle. Die Symptome sind oft am Körperstamm (Bauch) betont. Die Beschwerden kommen häufig zusammen mit einem depressiven Syndrom, Angstsyndrom und Müdigkeit vor und sind eigentlich diesen Erkrankungen dann zuzuordnen.

Das Fibromyalgiesyndrom ist keine eigenständige Erkrankung, sondern durch ganz verschiedene Ursachen bedingt. Zugrunde liegend kann eine falsche Regulierung der Schmerzschwelle sein. Der Körper benötigt zur Funktion des absteigenden schmerzhemmenden Systems im Rückenmark die Überträgerstoffe Serotonin und Noradrenalin. Beim Fibromyalgiesyndrom ist

dieses System gestört. Ein entsprechender Mechanismus der Schmerzentstehung ist auch bei Spannungskopfschmerzen bekannt.
Das häufig gleichzeitige Auftreten des Fibromyalgiesyndroms oder von Spannungskopfschmerzen mit depressiven Symptomen weist auf eine mögliche gemeinsame biologische Ursache hin: eine zentralnervöse Regulationsstörung des Serotonin- und Noradrenalinsystems. Es gibt Antidepressiva, die die Verfügbarkeit dieser Überträgerstoffe wieder normalisieren. Von diesen Störungen der Nervenüberträgerstoffe müssen als Ursache auch rheumatische Erkrankungen abgegrenzt werden. Daneben können Symptome des Fibromyalgiesyndroms auch als reine somatoforme Störung auftreten.

Im Rahmen der Therapie der somatoformen Störungen ist es zunächst wichtig, die Beschwerden des Betroffenen in jedem Fall ernst zu nehmen und nicht abzuwerten. Natürlich ist eine eingehende körperliche Abklärung, soweit noch nicht erfolgt, wichtig. Allerdings können wiederholte unbegründete Untersuchungen zur Aufrechterhaltung der Erkrankung und des organischen Krankheitskonzeptes beitragen.
Psychotherapeutische Verfahren wie Entspannungsverfahren, die Reduktion der Aufmerksamkeit für Körpervorgänge und stattdessen die Förderung des Interesses an der Umwelt (z. B. Freizeitbeschäftigung und Hobbys fördern) sowie die Neubewertung (Reattribuierung) der körperlichen Symptome durch Entwicklung alternativer Erklärungen sind wichtig. Hierbei sollen Zusammenhänge zwischen psychischen und körperlichen Symptomen gemeinsam mit dem Betroffenen behutsam erarbeitet werden.

Zusammenhänge zwischen psychischen und körperlichen Symptomen erkennen

Essstörungen

Essstörungen meinen Störungen des Ess- oder Gewichtskontrollverhaltens und die »zwanghafte« Beschäftigung mit dem Thema Essen. Unterschieden werden im Wesentlichen drei Arten von Essstörungen:

- *Anorexia nervosa (Magersucht)*: absichtlich selbst verursachter Gewichtsverlust (z. B. durch Fasten, übertriebene sportliche Aktivität, Abführmittel, Erbrechen) und Aufrechterhalten eines zu niedrigen Körpergewichts aus Angst, – trotz Untergewichts – zu dick zu sein
- *Bulimia nervosa (Ess-Brech-Sucht)*: Heißhungerattacken mit nachfolgenden gegensteuernden Maßnahmen (Erbrechen, abführende Medikamente, Fasten, usw.)
- *Binge-Eating-Störung (Fressattacken)*: periodische Heißhungerattacken ohne anschließende gegensteuernde Maßnahmen

Gemeinsam sind den Essstörungen eine Störung des Ess- und Gewichtskontrollverhaltens sowie die übermäßige Beschäftigung mit den Themen Gewicht, Nahrungsaufnahme und Körperfigur. Weitere Kennzeichen sind häufig Niedergeschlagenheit, Scham- und Schuldgefühle sowie Ängste. Persönlichkeitsmerkmale wie ein niedriges Selbstwertgefühl, eine ausgeprägte Leistungsorientierung oder das Streben nach Perfektionismus sowie Interaktions- und Kommunikationsprobleme in der Familie erhöhen das Risiko, eine Essstörung zu entwickeln.
Viele Essstörungen treten zusammen mit anderen psychischen Erkrankungen wie beispielsweise Depressionen, Angst- und Zwangsstörungen, Substanzmittelabhängigkeiten und Persönlichkeitsstörungen auf.

Alle Essstörungen sind bei Frauen wesentlich häufiger anzutreffen als bei Männern, die Rate beträgt bei der Anorexia nervosa etwa 10:1. Manche Sportarten wie die ästhetischen Sportarten (z.B. Gymnastik, Turnen, Tanzen, Eiskunstlauf), aber auch Schwimmen und Laufen, Ringen und der Pferderennsport, also Disziplinen, bei denen es besonders auf das Gewicht ankommt, sind prädestiniert für die Entwicklung einer Essstörung. Diese Disziplinen werden manchmal auch als »Magerkeits-Sportarten« bezeichnet. Bis zu einem Drittel der betreffenden Athletinnen soll an Magersucht leiden (siehe auch im Folgenden Abschnitt *»Anorexia athletica«*).

Allen Essstörungen gemeinsam ist eine Störung des Ess- und Gewichtskontrollverhaltens

Anorexia nervosa

Bei der Anorexia nervosa liegt das Körpergewicht mindestens 15 Prozent unterhalb des erwarteten Normalgewichtes bzw. der Body-Mass-Index (BMI) beträgt 17,5 oder weniger.

Body-Mass-Index = BMI (kg/m^2)
= Körpergewicht (kg) / [Körpergröße (m)]^2

Die Gewichtsklassifikation bei Erwachsenen erfolgt altersabhängig (www.mybmi.de). Normalgewicht besteht bei einem BMI von 18,5 – 24,9. Darunter besteht Untergewicht, ab einem BMI von < 16 liegt ein kritisches Untergewicht vor.

Die Anorexia nervosa beschreibt einen selbst herbeigeführten Gewichtsverlust, eine *Körperschema-Störung* (d.h. eine verzerrte

Wahrnehmung der eigenen Figur und des eigenen Gewichts mit einer Selbstwahrnehmung als »zu fett«), verbunden mit der Angst – trotz objektiven Untergewichts –, zu dick zu sein. Daneben bestehen Hormonstörungen (z. B. Kortisolerhöhungen, Östradiolminderung, sekundäre Schilddrüsenfunktionsstörungen), auch einhergehend mit einem Ausbleiben der Menstruation (Amenorrhö), eine verzögerte Pubertät bei Beginn der Erkrankung vor der Pubertät und – in unserem Zusammenhang sehr relevant – häufig ein besonderes Interesse für Extremsportarten.

Im sozialen Bereich besteht ein ausgeprägtes Interesse an allem, was mit Essen zusammenhängt, neben dem Horten von Nahrung auch das Bekochen Dritter und ein ritualisiertes Essverhalten. Dies führt häufig zu einem sozialen Rückzug und einer Isolation wegen der Heimlichkeit der Symptomatik und der empfundenen Scham. Im weiteren Verlauf kommt es dann zu einer körperlichen Schwäche und einer mangelnden Leistungsfähigkeit, die dem Ausüben von Sport diametral entgegensteht. Eine Krankheitseinsicht besteht meistens nicht, was dazu beiträgt, dass in etwa 15 Prozent der Fälle die Erkrankung tödlich verläuft.

Anorexia nervosa kann zum Tode führen

Mit schwerem Untergewicht ist eine Lebensgefahr verbunden.

Die Anorexia nervosa ist eine lebensbedrohliche Erkrankung: Insbesondere das wiederholte Erbrechen sowie der Missbrauch von abführenden und sogenannten Wassertabletten können eine Verminderung des Kaliums zur Folge haben und dadurch zu lebensbedrohlichen Herzrhythmusstörungen und nicht mehr umkehrbaren Nierenschädigungen führen. Weitere Störungen, bis hin zu Muskelschwäche, Tetanie und Krampfanfällen, können hinzukommen.

Das Starvationssyndrom

Im Rahmen der Anorexia nervosa kommt es durch die eingeschränkte Nahrungsaufnahme zum Starvationssyndrom, einer Sparschaltung des Organismus. Charakterisiert ist das Starvationssyndrom durch:

- langsamen Herzschlag, niedrigen Blutdruck
- niedrige Temperatur
- Unterversorgung des Blutes mit Sauerstoff (periphere Zyanose)
- Wassereinlagerungen (Ödeme)
- Lanugo-Behaarung (flaumartige Behaarung an einigen Körperstellen)
- erhöhte Blutfette (Hypercholesterinämie)
- brüchige Haare und Nägel, Haarausfall, trockene, zum Teil marmorierte Haut
- Verlangsamung der Magen-Darm-Passage
- »Pseudohirnatrophie« mit Erweiterung der Hirnwasserräume, Verminderung der weißen und grauen Substanz ohne tatsächliches Absterben von Nervenzellen; meist umkehrbar bei Gewichtsnormalisierung
- gestörte Zuckerverarbeitung (Glucoseintoleranz)
- Knochenschwund (Osteoporose), Minderwuchs, verzögerte Pubertätsentwicklung (bei Beginn vor der Pubertät)

Die Behandlung der schweren Anorexia nervosa muss in besonders akuten Fällen zunächst eine Gewichtsnormalisierung bewirken. Dies kann nur stationär in psychiatrisch-psychotherapeutischen-psychosomatischen Kliniken geschehen. Gegebenenfalls müssen Magensonden oder Infusionsbehandlungen zum Einsatz kommen. Ganz wichtig sind hierbei stützende Gespräche. Mittelfristig ist die kognitive Verhaltenstherapie, ebenfalls stationär beginnend, die wichtigste Therapie.

Anorexia athletica

In zahlreichen Sportarten kommt es darauf an, dass die Sportler klein und dünn sind und wenig wiegen oder ein bestimmtes Körpergewicht aufweisen. Dies betrifft vor allem die sogenannten ästhetischen Sportarten wie Kunstturnen, ferner Gewichtsklasse-Sportarten, technische Sportarten wie Skispringen und Ausdauersportarten. In all diesen Bereichen kommt es nicht selten zu gesundheitsgefährdenden Gewichtsreduktionen durch sportliche Trainingsziele. Es kann sich dann eine Sportlermagersucht, die sogenannte Anorexia athletica, ausbilden.

Im Gegensatz zur Anorexia nervosa ist die Anorexia athletica definitionsgemäß ausschließlich sportinduziert, frei gewählt und bewusst gesteuert. Eine Körperschema-Störung besteht nicht. Dennoch darf auch bei der Anorexia athletica die bestehende Gefahr nicht verkannt werden.

Die Folgen einer Anorexia athletica sind Regulationsstörungen der Hormone, die Knochendichte nimmt ab, was dann zu Osteoporose und zu Knochenbrüchen führen kann. Durch eine mangelhafte Ernährung kann es dauerhaft zu einem Leistungsabfall kommen.

Bei den Skispringern ist die diesbezügliche Gefahr erkannt: Wenn ein Leistungssportler einen Body-Mass-Index unter 20,5 aufweist, werden die Skier gemäß den Vorgaben des Internationalen Skiverbandes (FIS) gekürzt. Dies führt dann zu einer Beeinträchtigung für große Distanzen, weswegen die Sportler sehr genau ihr Gewicht austarieren. In vielen anderen Sportarten gibt es aber entsprechende Vorsichtsmaßnahmen nicht.

Der Definition nach ist die Anorexia athletica von den Trainingsphasen abhängig, das heißt, etwa nach Saison- oder Karriereende können Betroffene ihre Ernährung von selbst wieder umstellen. Doch das klappt nicht immer. Die Grenze zwischen einer Anorexia athletica und einer Anorexia nervosa verläuft fließend.

Beispiele für Leistungssportler, die bewusst ihr Gewicht deutlich verringert haben, um eine bessere sportliche Leistung zu erreichen, gibt es viele. Unter den Skispringern machte beispielsweise der ehemalige Schweizer Skispringer Stefan Zünd seinen exzessiven Nahrungsverzicht vor Wettkämpfen öffentlich bekannt, der 1992 zu einem körperlichen und psychischen Zusammenbruch führte.
Auch in Gewichtsklasse-Sportarten wie Judo ist das »Gewicht machen«, d.h. die kurzfristige Reduktion des Körpergewichts vor einem Wettkampf, um in einer niedrigeren Gewichtsklasse mit vermeintlich besseren Erfolgsaussichten zu starten, gängige Praxis. Die FAZ begleitete im Februar 2011 Ole Bischof, den Judo-Olympiasieger 2008 von Peking, vor dem Grand Prix in Düsseldorf und berichtete über dessen »Judo-Diät«, durch die er innerhalb von 4 Tagen vor dem Wettkampf bewusst 5 kg

abnahm, um im Mittelgewicht antreten zu können. Ole Bischof, der inzwischen seine Karriere im Profisport als aktiver Judoka beendet hat, berichtete, dass er solche pointierte Gewichtsreduktionen kurz vor Wettkämpfen etwa 12- bis 15-mal im Jahr durchführte (FAZ.Net, *Fasten bis zum Fight,* vom 17.02.2011). Und nicht jeder schafft den Absprung von einer Anorexia athletica, wenn das Gewicht so lange das Denken und Handeln bestimmt hat. So verstarb der deutsche Ruderer Bahne Rabe nach Karriereende im Jahr 2001, zwei Tage vor seinem 38. Geburtstag, in einem Kieler Krankenhaus an einer Lungenentzündung, die er aufgrund seines durch eine Magersucht geschwächten Organismus nicht überstand. Zum Zeitpunkt seines Todes wog er nur noch 60 kg bei einer Körpergröße von 2,03 m.

Bulimia nervosa

Die Bulimia nervosa beschreibt eine andauernde Beschäftigung mit dem Essen sowie Heißhungerattacken mit Kontrollverlust. Die hier auftretenden Essanfälle finden in der Regel alleine, im Geheimen, nicht in Gesellschaft statt. Nach Essanfällen sind starke Schamgefühle üblich, die zu gegensteuernden Maßnahmen führen wie Erbrechen, Einnahme von Abführmitteln, Fasten im Intervall. Die Betroffenen sind häufig normal- bis übergewichtig. Auch bei der Bulimia nervosa besteht eine »Gewichtsphobie«.

Wie bei der Anorexia nervosa können sehr eingreifende organische Komplikationen auftreten. In der Regel wird die Erkrankung mit ambulanter Psychotherapie und häufig mit selektiven Serotonin-Wiederaufnahmehemmern (SSRI) behandelt.

Binge-Eating-Störung

»Binge-Eating« beschreibt »Fressanfälle« mit dem Gefühl des Kontrollverlustes über das Essen während der Episode des Anfalls. Die Fressanfälle zeigen sich meistens als schnelles, ungezügeltes Essen: Essen bis zum Völlegefühl, ohne Hungergefühl und heimlich. Nach dem »Fressanfall« kommt es meistens zu Leidensdruck mit Scham und Ekel. Die Betroffenen sind regelhaft übergewichtig.
Die Behandlung besteht in ambulanter Psychotherapie mit Psychoedukation, Gewichtsmanagement mit Bewegungstraining, Ernährungsberatung und mäßiger Reduktionsdiät.

Schlafstörungen

Es gibt eine Reihe von Schlafstörungen, die sich in folgende Gruppen aufteilen lassen:

- *Insomnien:* Schlaflosigkeit, subjektiv empfundenes Missverhältnis zwischen Schlafbedürfnis und Schlafvermögen
- *Hypersomnien:* übermäßige Schläfrigkeit, gesteigertes Schlafbedürfnis am Tag bis hin zu Schlafanfällen
- *Schlafbezogene Atmungsstörungen:* im Schlaf auftretende zentrale (durch Regulationsstörungen im Hirnstamm ausgelöste) oder einengende (obstruktive) Verschlechterung der Atmungsfunktion

- *Schlafbezogene Bewegungsstörungen:* Störungen des Schlafs oder des Einschlafens durch körperliche Bewegung oder Bewegungsdrang
- *Störungen des Schlaf-Wach-Rhythmus:* Desynchronizität zwischen individuellem Schlaf-Wach-Rhythmus und dem der Umgebung
- *Parasomnien:* unerwünschte Ereignisse während der Nacht, besonders Schlafwandeln, Albträume, nächtliches Aufschrecken
- *Narkolepsie:* Andauerndes Müdigkeitsgefühl und Einschlafattacken mit Kataplexie (erregungsbedingt auftretender plötzlicher Verlust des Muskeltonus, d.h. des Spannungszustandes eines Muskels, z.B. bei Lachen oder Ärger), Schlaflähmung (kurzfristige Bewegungslosigkeit nach dem Aufwachen) und hypnagoge Halluzinationen (vor dem Einschlafen auftretende Wahrnehmungsstörungen)

Schlafstörungen sind häufig – nicht nur bei Sportlern, sondern generell in der Bevölkerung. Sie beeinträchtigen nicht nur den Schlaf, sondern auch die Befindlichkeit während des Tages und damit die Lebensqualität in ganz erheblichem Maße.

Schlafstörungen als Symptom für eine Erkrankung

Schlafstörungen treten sehr häufig auch als Ausdruck einer anderen psychischen oder körperlichen Erkrankung auf (z.B. infolge von Schmerzen, als frühes Symptom von Depressionen), beim Konsum bestimmter aufputschender Substanzen oder auch als Symptom eines Übertrainings (siehe Kapitel *»Welche anderen seelischen Erkrankungen gibt es?«*, Abschnitt *»Übertraining und Übertrainingssyndrom«*).

Schlafstörungen sind bei angemessener Therapie grundsätzlich gut therapierbar. Bei ungenügender Behandlung besteht die Gefahr der *Chronifizierung* und der Entwicklung oder Begünstigung anderer Erkrankungen. Wichtig sind vor allem *schlafhygienische Maßnahmen*. Hierzu gehören:

- Einhaltung eines regelmäßigen Tag-Nacht-Rhythmus
- keinen Mittagsschlaf halten
- Koffein- und Nikotinabstinenz
- keinen bzw. wenig Alkohol
- nur leichte Abendmahlzeiten
- regelmäßige Bewegung, aber keinen exzessiven Sport am Abend
- kühles und gelüftetes Schlafzimmer
- kein Fernseher oder Radio im Schlafzimmer

Auch Entspannungsverfahren können hilfreich sein. Bei einigen spezifischen Schlafstörungen können Medikamente verordnet werden.

Schlaflos durch Sport?

So sehr sportliche Betätigung den Schlaf fördern kann, so sehr kann ein Zuviel davon oder zur falschen Zeit den Schlaf stören.

Persönlichkeitsstörungen

Persönlichkeitsstörungen sind anerkannte Krankheiten und charakterisiert durch überdauernde, starre und unflexible Erlebens- und Verhaltensmuster, die deutlich von den kulturellen Vorgaben und Erwartungen abweichen und sich im Wahrnehmen, Fühlen, Denken, Verhalten sowie in Beziehungen zu anderen zeigen. Sie führen zu erheblichem subjektivem Leiden bei den Betroffenen oder im sozialen Umfeld.

Menschen mit einer Persönlichkeitsstörung sind allgemein unflexibel und wenig angepasst, haben oft ein starres Denken (Schwarz-Weiß-, Gut-oder-Böse-, Entweder-Oder-, Alles-oder-Nichts-Denken), gestörte Gefühlsreaktionen und Schwierigkeiten in zwischenmenschlichen Beziehungen.

Persönlichkeitsstörungen können in drei große Gruppen unterteilt werden:

- *Cluster A* umfasst die sonderbar und exzentrisch imponierenden Persönlichkeiten.
- *Cluster B* fasst die emotional-instabilen, dramatisch und launisch auftretenden Persönlichkeiten zusammen.
- *Cluster C* beschreibt die ängstlichen und furchtsamen Persönlichkeiten.

Obligat für die Diagnose einer Persönlichkeitsstörung sind ein Beginn der Auffälligkeiten immer schon im Kindes- oder Jugendalter und eine Manifestation auf Dauer im Erwachsenenalter. Sehr häufig sind gleichzeitig auftretende andere psychische Erkrankungen. Zu den bekanntesten Persönlichkeitsstörungen, gerade auch im Leistungssport, zählt die emotional instabile

Persönlichkeitsstörung vom Borderline-Typ. Diese ist charakterisiert durch Launenhaftigkeit, Ausagieren von Impulsen ohne Berücksichtigung ihrer Konsequenzen und ebenfalls ein häufiges Zusammentreffen mit anderen psychischen Erkrankungen.

Fallbeispiel

Helene W. ist 33 Jahre alt und eine sehr erfolgreiche Springreiterin. Was kaum einer ahnt: Sie blickt auf einen langen Leidensweg zurück. Jahrelang wurde sie als Kind vom eigenen Vater sexuell missbraucht. Die Mutter wusste davon, doch sie duldete dies. Später, im Alter von 15 Jahren, kam Helene dann durch Interventionen des Jugendamtes in eine Pflegefamilie. Zu ihren Eltern hat sie bis heute keinen Kontakt mehr.
Helene galt schon in der Schule als sehr launisch, neigte zu plötzlichen Wutausbrüchen und geriet oft in Streitereien mit Mitschülern, weil sie sich unverstanden und ungeliebt fühlte. Dies setzte sich auch in das Erwachsenenalter fort. Helene hatte bereits mehrere intensive, aber sehr wechselhaft verlaufende partnerschaftliche Beziehungen. So sehr, wie sie ihren Partner in einem Moment idealisiert, so sehr entwertet sie ihn im nächsten. Auch ihr eigenes Selbstbild wechselt ständig zwischen gut und schlecht – etwas dazwischen gibt es nicht. Helene leidet auf der einen Seite unter starken Stimmungsschwankungen, auf der anderen Seite unter einem andauernden Gefühl innerer Leere und häufig unter quälender Anspannung. Um die Anspannung zu verringern, kam es in der Vergangenheit auch zu Selbstverletzungen. So schnitt sie sich mit Rasierklingen an den Armen und Beinen. Die Narben sind noch heute erkennbar. Zudem kam es nach Beziehungsabbrüchen zu insgesamt zwei Suizidversuchen durch

Alkohol und Tabletten. Mehrfach befand sie sich in stationärer psychiatrischer Behandlung. Der letzte Klinikaufenthalt liegt aber bereits sieben Jahre zurück, sie ist weiterhin in ambulanter psychotherapeutischer Behandlung. Helene schafft es seither gut, ihre Anspannungszustände ohne Selbstverletzungen zu verringern. Insbesondere helfen ihr dabei ihr Pferd und der Reitsport. Sie weiß nicht, warum sie sich das Springreiten ausgesucht hat, sie äußerte jedoch einmal, dass vielleicht das Überwinden von Hindernissen sie antreibe.

Dieses Fallbeispiel beschreibt eine junge Frau mit einer Borderline-Persönlichkeitsstörung, die es trotz dieser sehr schweren Persönlichkeitsstörung und mit intensiver Psychotherapie geschafft hat, sich im Leistungssport zu behaupten.

Die Borderline-Persönlichkeitsstörung

Kennzeichen sind

- Instabilität hinsichtlich des eigenen Selbstbilds, der zwischenmenschlichen Beziehungen und der Stimmung
- gestörte emotionale Regulation mit sprunghaften Emotionen, aggressiven Durchbrüchen oder Suizidalität
- Schwierigkeiten, Gefühle wahrzunehmen und zu benennen
- abrupter Wechsel in der Bewertung der Beziehungspartner
- schneller Wechsel von Lebenszielen und Wertvorstellungen
- Unfähigkeit, langfristige Ziele aufrechtzuerhalten, wenn kurzfristige Erfolge ausbleiben
- instabile, aber intensive zwischenmenschliche Beziehungen

- massive Angst vor dem Verlassenwerden
- hohe Sensitivität für Vorzeichen eines Beziehungsendes und aggressive, aktive Beendigung einer Beziehung, wenn deren Ende droht
- dauerhaftes Gefühl von innerer Leere und Sinnlosigkeit
- Selbstabwertung
- starke innere Spannung, der Betroffene meist nur durch Selbstverletzung (z. B. »Ritzen«) begegnen können
- oft Suchtentwicklung

Die Therapie ist abhängig von der jeweiligen Persönlichkeitsstörung, wobei die störungsspezifischen psychotherapeutischen Konzepte im Vordergrund stehen. Bei der Borderline-Persönlichkeitsstörung ist dies insbesondere die *Dialektisch-Behaviorale Therapie (DBT)* nach M.M. Linehan, in der Elemente aus ganz verschiedenen Therapieformen integriert sind. Daneben wird in der DBT eine Kombination aus Einzeltherapie sowie Fertigkeiten-Training in der Gruppe durchgeführt. Die Pharmakotherapie spielt bei den Persönlichkeitsstörungen nur eine untergeordnete Rolle.

Schizophrene Psychosen

Schizophrenie und Psychose

Schizophrenie meint eine tief greifende Störung von Denken, Fühlen, Erleben und Verhalten; dabei sind insbesondere die Wahrnehmung, das Ich-Erleben und das Denken einerseits

sowie andererseits die Emotionalität, das Sozialverhalten, der Antrieb und die Psychomotorik betroffen.
Der Begriff der *Psychose* ist nicht gleichzusetzen mit dem Begriff der Schizophrenie. Psychose ist ein übergeordneter Begriff, der Krankheitsbilder mit einer Veränderung des eigenen Erlebens und des Realitätsbezugs beschreibt. Psychotische Symptome können nicht nur im Rahmen einer Schizophrenie, sondern auch bei anderen psychischen Erkrankungen wie z. B. bei schweren depressiven Episoden oder bei Demenzen vorkommen.

Schizophrenien haben in der Regel einen Erkrankungsbeginn zwischen dem 15. und dem 35. Lebensjahr, deswegen sind sie auch im sportpsychiatrischen Bereich besonders wichtig. Weltweit erkrankt gut ein Prozent der Bevölkerung an einer Schizophrenie. Männer erkranken etwa fünf Jahre früher als Frauen, wobei es keinen Geschlechtsunterschied hinsichtlich der Erkrankungshäufigkeit gibt. Etwa 10 Prozent der Ersterkrankten unternehmen innerhalb eines Jahres einen Suizidversuch.

An Schizophrenie Erkrankte sind häufig vielen Vorurteilen ausgesetzt. So gelten sie mitunter als unkontrollierbar und aggressiv. Die Fremdaggressivität wird jedoch deutlich überschätzt.

Ursachen der Schizophrenie

Die Erkrankung ist multifaktoriell bedingt durch biologische Einflüsse (genetische Veranlagung ca. 50 Prozent), durch Einflüsse und Komplikationen vor und unter der Geburt oder durch frühkindliche Hirnschädigungen, durch psychosoziale Einflüsse sowie heutzutage durch Drogenkonsum

(insbesondere Cannabis, aber auch Amphetamine). Auf Basis der bestehenden biologischen Anfälligkeit für die Krankheit können belastende Lebensereignisse als Stressoren bei nicht ausreichenden Bewältigungsmöglichkeiten zur Erkrankung führen. Es sind also im Einzelfall immer *neurobiologische*, *psychologische* und *soziale Faktoren* als Ursachen für die Entstehung der Krankheit zu berücksichtigen.
Man weiß heute auch, dass Erkrankte einen Überschuss des Botenstoffes Dopamin im Gehirn aufweisen. Daneben finden sich noch andere hirnfunktionelle und -strukturelle Auffälligkeiten. Dies führt dazu, dass Sinnesreize im Gehirn anders verarbeitet werden. Es kommt dann beispielsweise zu einer auffällig veränderten Wahrnehmung der Realität, die sich von jener der gesunden Mitmenschen unterscheidet.

Zu den typischen Symptomen einer Schizophrenie gehören:

- Störungen des Denkens: Die Gedanken erscheinen »durcheinander«, lassen sich kaum oder nicht logisch verknüpfen oder Betroffene haben das Gefühl, dass Gedanken abreißen.
- Sinnestäuschungen (Halluzinationen): charakteristisch sind akustische Halluzinationen in Form von Stimmenhören.
- Wahnideen: Fehlbeurteilungen der Realität, an denen die Betroffenen unkorrigierbar festhalten; häufig ist z.B. das Gefühl, verfolgt, beobachtet oder vergiftet zu werden.
- Wahnwahrnehmung: Eine richtige Wahrnehmung wird falsch bewertet, in der Regel auf die eigene Person bezogen (z.B.: »Dass das Fußballspiel verschoben wurde, hat etwas mit mir zu tun.«).
- Ich-Störungen: Betroffene haben beispielsweise das Gefühl, ihre Gedanken könnten von anderen mitgelesen werden oder

ihnen seien die Gedanken von anderen eingegeben oder entzogen worden oder sie seien fremdgesteuert.
- Abnahme von Konzentration und Aufmerksamkeit
- Störungen des Antriebs
- Störungen der Affektivität: Betroffene erscheinen z. B. gefühlsarm.

Schizophrenie bedeutet keine Spaltung der Persönlichkeit und ist auch nicht gleichbedeutend mit Paranoia

Schizophrenie meint keine Spaltung der Persönlichkeit, wie dies manchmal fälschlicherweise angenommen wird.
Auch der Begriff der »Paranoia« muss von einer Schizophrenie abgegrenzt werden. Paranoia beschreibt im klinischen Sprachgebrauch eine *wahnhafte Störung*, bei der einzig ein einzelner, anhaltender Wahn das vorherrschende Charakteristikum ist.
Meist geht dem Vollbild der schizophrenen Erkrankung eine vieljährige Phase mit ganz unspezifischen Krankheitszeichen (Prodromalphase) voraus, z. B. mit Störungen von Aufmerksamkeit, Konzentration und Gedächtnis, depressiven Symptomen, Schlafstörungen, sozialem Rückzug, Interessenverringerung und der Ausbildung ungewöhnlicher Ideen.

Die Erkrankung ist eine der schwerwiegendsten psychischen Störungen. Eine fachärztliche psychiatrisch-psychotherapeutische Diagnostik und Therapie sind absolut notwendig. Die Therapie erfolgt durch Antipsychotika (Neuroleptika), die den Botenstoff Dopamin beeinflussen, und spezifische Psychotherapie, wobei meist auch stationäre Aufenthalte in psychiatrisch-psychotherapeutischen Krankenhäusern eingeplant werden müssen.
Nach einer akuten ersten Krankheitsphase ist der Verlauf sehr unterschiedlich, die Erkrankung kann aber bei adäquater Behandlung oft auch folgenlos ausheilen.

Fallbeispiel

Olaf W., 50 Jahre, Trainer der regionalen Herren-Handballmannschaft ist besorgt um seinen Schützling Andreas G., 18 Jahre. Dieser komme ihm seit Kurzem irgendwie verändert vor. Damit meint er weniger das, was auf dem Spielfeld passiert – hier scheint sich Andreas aus einem Formtief wieder herausgezogen zu haben –, sondern das, was abseits des Spielfeldes vor sich geht. Andreas sondert sich von seinen Mannschaftskollegen ab, ist häufig in Streitereien mit diesen verwickelt. Er reagiert schnell gereizt, wirkt sehr unruhig, hat an Gewicht verloren.
Der Trainer entschließt sich, Andreas direkt anzusprechen, und erkundigt sich zunächst einmal, wie es ihm gehe und ob alles in Ordnung sei. Doch Andreas weicht ihm aus, murmelt ein unverständliches »Was soll denn sein?« und verschwindet. An den nächsten beiden Tagen erscheint Andreas nicht zum Training. Olaf W. bittet daher die Eltern von Andreas zum Gespräch. Von den Eltern erfährt er, dass Andreas zu Hause geäußert habe, er werde von seinen Mannschaftskollegen ausspioniert, sie würden ihn durch Kameras beobachten und dem Präsidenten des Vereins über sein Verhalten Bericht erstatten. Seit ein paar Tagen schließe er sich nachts im Zimmer ein, sei dann sehr unruhig, schlafe kaum noch. Die Eltern sind ernsthaft beunruhigt.

Gemeinsam kommen Trainer und Eltern zu dem Schluss, dass es gut sei, einen Arzt zurate zu ziehen. Die Eltern wenden sich daher zunächst an ihren langjährigen Hausarzt, der Andreas zu Hause besucht, da dieser sich weigert, in die Arztpraxis zu fahren. Dem Hausarzt gegenüber berichtet Andreas dann auch von Stimmen, die ihm vorschlagen würden, er solle mit niemandem reden, damit keiner mehr schriftlich Protokoll über ihn erstatten könne. Andreas ist dabei sehr unruhig, läuft gequält und angstvoll in seinem Zimmer auf und ab. Die Frage, ob er irgendwelche Drogen eingenommen habe, lässt Andreas unbeantwortet. Gemeinsam mit den Eltern kann der Hausarzt Andreas schließlich überzeugen, sich in der Notaufnahme einer nahe gelegenen Klinik für Psychiatrie, Psychotherapie und Psychosomatik vorzustellen, um Hilfe zu bekommen. Andreas wird dort zunächst eingehend, auch körperlich, untersucht. Ein von der Klinik veranlasstes Urin-Drogenscreening ist positiv für Amphetamine. Es wird der Verdacht auf eine substanzinduzierte (Amphetamin-induzierte) psychotische Störung gestellt und Andreas wird stationär aufgenommen. Unter einer kurzfristigen Gabe von Antipsychotika ist die psychotische Symptomatik nach kurzer Zeit komplett rückläufig.

Dieses Fallbeispiel beschreibt eine psychotische Störung, die unter dem Einfluss von Drogen, in diesem Fall Amphetaminen, manifest wurde und sich nach Absetzen der Drogen glücklicherweise schnell wieder zurückbildete. Gerade unter Leistungssportlern sind Amphetamine als »Aufputschmittel« und Appetitzügler beliebt (siehe nächster Abschnitt).

Missbrauch und Abhängigkeit

Missbrauch bzw. *schädlicher Gebrauch* ist definiert als Konsum psychotroper, d.h. die Psyche beeinflussender Substanzen, der bereits zu konkreten körperlichen oder psychischen Schäden beim Konsumenten geführt hat. Die Kriterien für eine Abhängigkeit werden nicht erfüllt.

Abhängigkeit beschreibt ein dringendes Verlangen oder unbezwingbares Bedürfnis, sich eine psychotrope Substanz fortgesetzt oder periodisch zuzuführen. Dabei kommt es meist zum Kontrollverlust bezüglich des Konsums sowie zu einer stoffbezogenen Ausrichtung des Verhaltens mit einer Störung im normalen psychosozialen Gefüge.
Bei etlichen Substanzen kann sich über psychische Faktoren hinaus eine körperliche Abhängigkeit entwickeln, die sich in körperlichen Entzugssymptomen und einer Toleranzentwicklung gegenüber dem Substanzeffekt bemerkbar macht, sodass zunehmend höhere Dosen konsumiert werden müssen, um den erwünschten Effekt herbeizuführen.

Abhängigkeitserkrankungen treten in allen sozialen Schichten in vergleichbarem Maße auf, allerdings gibt es für die Art der konsumierten Substanzen schichtspezifische Häufungen. Dies liegt an Verfügbarkeit, Kosten, Wirkung und kulturellem Status der Substanz. Suchtstoffe wirken über das Belohnungssystem im Gehirn direkt oder indirekt vor allem über eine Steigerung des Nervenbotenstoffes Dopamin.

Bei Leistungssportlern scheinen – im Vergleich zur Allgemeinbevölkerung – eher Probleme mit Alkohol und weniger Probleme mit Nikotin und illegalen Drogen zu bestehen. Dies gilt allerdings nicht für die Topathleten (die relativ selten Abhängigkeitserkrankungen aufweisen). Darüber hinaus ist Alkohol eher bei Teamsportarten ein Thema als bei Sportarten, die alleine durchgeführt werden. Neben diesen stoffgebundenen Süchten gibt es auch nicht stoffgebundene Süchte wie die Spielsucht. Spielen an Automaten bis hin zur Spielsucht ist ein überproportional häufiges Phänomen, insbesondere bei männlichen Athleten (im Vergleich zu weiblichen). Was vermeintlich harmlos mit kleinen Einsätzen am Automaten anfängt, kann zum völligen Ruin durch Wetten und Spielbankbesuche führen.

Die Ursachen für den Beginn von Abhängigkeiten sind auch bei Sportlern vielfältig: Der initiale Wunsch nach Leistungssteigerung, erhöhter Konzentration und Wachheit sowie mehr Ausgeglichenheit wird mit dem Abhängigkeitsrisiko erkauft.

Alkohol und Nikotin – die häufigsten Suchtmittel

Riskanten Alkoholkonsum betreiben ca. zehn Millionen Menschen in Deutschland. Dies sind Personen, bei denen die Kriterien für einen Missbrauch oder eine Abhängigkeit (noch) nicht erfüllt sind. Kriterium für einen riskanten Alkoholkonsum ist bei Männern der tägliche Konsum von über 30 g reinen Alkohols, was ca. 0,75 l Bier oder 3/8 l Wein entspricht, bzw. bei Frauen über 20 g reinen Alkohols, das sind ca. 0,5 l Bier oder 1/4 l Wein. Unter der Diagnose eines Missbrauchs leiden etwa drei Millionen Menschen in Deutschland, eine Abhängigkeit haben etwa zwei Millionen, entsprechend sind ca. drei Prozent der erwachsenen Bevölkerung davon betroffen. Männer sind häufiger alkoholkrank als Frauen.
Noch häufiger ist die Nikotinabhängigkeit mit nahezu 20 Millionen Rauchern in Deutschland, wobei nach den Kriterien der Weltgesundheitsorganisation 70–80 Prozent als abhängig einzuschätzen sind.

Abhängig von Arzneimitteln sind etwa 1,4 Millionen Menschen in Deutschland, davon etwa eine Million von Benzodiazepinen (Beruhigungsmitteln).

Unter Leistungssportlern sind die Alkoholabhängigkeit und der Alkoholmissbrauch am weitesten verbreitet, gefolgt von Koffein, Nikotin, Cannabis, entzündungshemmenden Schmerzmitteln, Kokain, anabolen Steroiden und Amphetaminen. Rauchen von Zigaretten ist insbesondere direkt vor oder nach Wettkämpfen beliebt, um sich entweder besser konzentrieren zu können und energiegeladener zu sein oder um sich Entspannung zu verschaffen.

Die vier Stufen zur Suchtmittelfreiheit

Die Therapie aller Abhängigkeitserkrankungen muss den »Königsweg« des Erzielens dauerhafter Abstinenz (Suchtmittelfreiheit) gehen. Üblicherweise werden *vier Therapiestufen* unterschieden: In der *Kontaktphase* bei einem niedergelassenen Arzt oder bei einer Beratungsstelle sollen die Krankheit erkannt und Motivationsarbeit geleistet sowie Problembewusstsein und Änderungsbereitschaft geschaffen werden. In der *Entgiftungsphase*, die beispielsweise im Falle der Alkoholentgiftung wegen möglicher Komplikationen in der Regel stationär durchgeführt wird, erfolgt eine körperliche Entgiftung. Es schließen sich eine längere *Entwöhnungsphase* mit vorwiegend psychotherapeutischen und rehabilitativen Maßnahmen sowie eine *Nachsorgephase* von etwa einem Jahr an. Häufig werden in der Entgiftungs- und Entwöhnungsphase, abhängig von der konsumierten Substanz, Medikamente verordnet.

Alkohol

Erste Hinweiszeichen für eine Alkoholabhängigkeit sind unspezifisch, deutlichere Hinweise lassen sich erst in den Spätstadien feststellen. Typisch sind ein entsprechender Mundgeruch, eine Rötung von Gesicht, Dekolleté und der Handinnenflächen, eine rote, knollige Nase, die Atrophie (Verkleinerung) der Wadenmuskulatur, Gefühlsstörungen, Stand- und Gangstörungen, manchmal Stammfettsucht (Fetteinlagerung am Bauch) und anderes mehr.

Ein einfacher Rausch hat natürlich noch nichts mit Alkoholmissbrauch oder Alkoholabhängigkeit zu tun. Medizinisch wird bei einer Blutalkoholkonzentration von über zwei Promille von einer *schweren Intoxikation* mit sehr geringer Kontrolle über die psychischen und körperlichen Funktionen gesprochen. Bei über vier Promille tritt Bewusstlosigkeit bis hin zu tiefem Koma oder Tod ein.

Das Alkoholentzugssyndrom

Zwölf bis 24 Stunden nach Abstinenz oder Trinkmengenreduktion kann ein Alkoholentzugssyndrom auftreten. Dieses dauert meist drei bis sieben Tage an und ist gekennzeichnet durch

- Schwitzen, Zittern, Bluthochdruck, schnellen Puls, schnelle Atmung
- Mundtrockenheit
- Wachheit, Schlafstörungen
- Fieber, Gesichtsröte
- Magen-Darm-Probleme
- Artikulations- und Koordinationsstörungen

- Konzentrations- und Gedächtnisstörungen
- Affektstörungen mit Angst, Gereiztheit, Agitiertheit (übersteigerte motorische Aktivität und Unruhe) und Depressivität

Akute Komplikationen eines Alkoholentzugssyndroms können ein Delir und zerebrale Krampfanfälle sein. Ein Alkoholentzugssyndrom ist wegen der Lebensgefahr immer ein medizinischer Notfall und muss stationär behandelt werden.

Illegale Drogen

Einstiegsdroge Cannabis

Am häufigsten unter den illegalen Drogen wird Cannabis konsumiert. Cannabis gilt auch als Einstiegsdroge für andere Suchtmittel. Die Wirkung ist anregend bei geringeren und dämpfend bei höheren Dosen. Charakteristische Wirkungen sind Euphorie, Entspannung, Verzerrung von Sinneseindrücken, ein verändertes Zeitgefühl und in höheren Dosierungen auch Halluzinationen. Ein regelmäßiger Cannabiskonsum steigert sehr deutlich das Risiko für die Entwicklung einer psychotischen Erkrankung wie der Schizophrenie (siehe Abschnitt *»Schizophrene Psychosen«*).
Im Rahmen einer Cannabisabhängigkeit kann es zu einem *»amotivationalen Syndrom«* mit Interessenverlust, Antriebslosigkeit, sozialem Rückzug, Konzentrations- und Gedächtnisstörungen und einem Nachlassen der Leistungsfähigkeit kommen. Eine Verhaltenstherapie ist indiziert.

Kokain und andere Partydrogen

Partydrogen wie Kokain, andere Stimulanzien und Halluzinogene werden oft ohne eindeutige Vorliebe austauschbar konsumiert. Sie haben alle eine stimulierende Wirkung und sind deswegen bei Leistungssportlern beliebt. Kokain und Amphetamin bewirken wenige Minuten andauernd eine angenehme Gefühlslage (»Rush«) mit Euphorie, Wohlbefinden, einem höheren Grad an Wachheit und einem reduzierten Ruhe- und Schlafbedürfnis. Die Wirkung ist in zwei Phasen zu unterteilen: zunächst ein euphorisches, dann ein gegenteiliges, dysphorisches Stadium mit depressiver Verstimmung, Müdigkeit und Antriebslosigkeit. Manche Sportler nehmen zuerst Stimulanzien, dann Beruhigungsmittel und Alkohol, um wieder »auf den Teppich« zu kommen.

Gefürchtet ist der »Horrortrip« bei der Einnahme von Halluzinogenen mit panischer wahnhafter Angst, dem intensiv erlebten Gefühl, nicht mehr selbst im eigenen Körper zu sein, und ausgeprägten Halluzinationen und Wahnvorstellungen.

Lebensbedrohliche Komplikationen durch Ecstasy

- hohes Fieber
- Koma
- Blutgerinnungsstörungen
- akutes Nierenversagen
- Krampfanfälle
- Herzrhythmusstörungen
- Leberversagen

Anabole Steroide

Im chemischen Aufbau dem männlichen Sexualhormon *Testosteron* ähnlich sind dies die am meisten genutzten Dopingmittel bei Sportlern. Sie bewirken einen Eiweißaufbau in der Muskulatur, was zu einer Leistungssteigerung führt.

Anabole Steroide: Leistungssteigerung mit potenziell tödlichem Ausgang

Allerdings sind die Nebenwirkungen ganz erheblich. Schon mehrere Leistungssportler haben durch anabole Steroide den Tod gefunden: Herzinfarkt, Leber- und Nierenerkrankungen sind nur einige der sehr schwerwiegenden und oft unterschätzten Nebenwirkungen. Es entwickelt sich sehr schnell eine psychische Abhängigkeit, die der Opiatabhängigkeit vergleichbar ist. Eine Zunahme aggressiven Verhaltens, Suizidversuche, Impulsivität, Schlafstörungen, Wahn und Halluzinationen sowie Unruhe sind nur einige der Abhängigkeitszeichen.

In der Vergangenheit wurden häufig Testosteron und das weibliche Geschlechtshormon HCG zur Leistungssteigerung eingenommen. Heute werden vor allem synthetische Hormone und die Vorhormone von Testosteron und seinen Abkömmlingen verwendet und teilweise als Nahrungsergänzungsmittel gehandelt. Die meisten Konsumenten dieser Hormonpräparate sind männliche Sportler.

Aufmerksamkeitsdefizit-Hyperaktivitätsstörung (ADHS)

Die Aufmerksamkeitsdefizit-Hyperaktivitätsstörung (ADHS) im Erwachsenenalter ist durch folgende Kriterien (sogenannte *Wender-Utah-Kriterien*) gekennzeichnet:

- Störung der Aufmerksamkeit
- motorische Hyperaktivität

- Affektlabilität
- desorganisiertes Verhalten
- mangelnde Affektkontrolle
- Impulsivität
- emotionale Überreagibilität

Voraussetzung für die Diagnose einer ADHS im Erwachsenenalter ist das Vorliegen einer ADHS bereits im Kindesalter. Das situationsübergreifende Vorkommen der Hauptsymptome Aufmerksamkeitsstörung und Hyperaktivität ist notwendig, als Begleitsymptome können impulsive Missachtung sozialer Regeln, Distanzlosigkeit in sozialen Beziehungen und Unbekümmertheit in Gefahrensituationen hinzutreten.
Mindestens ein Drittel der Fälle von ADHS im Kindes- und Jugendalter hält bis in das Erwachsenenalter an. Männer sind doppelt so häufig betroffen wie Frauen.
Wichtig ist eine eingehende Diagnostik durch Fachärzte für Psychiatrie und Psychotherapie. Die Therapie besteht regelhaft aus einer Kombination von Psychotherapie und Pharmakotherapie (Psychostimulanzien und Antidepressiva).

Demenzen und Delirien

Demenzen

Demenzen sind organisch bedingte psychische Erkrankungen, die mit dem Abbau der intellektuellen und kognitiven Fähigkeiten und daraus resultierenden Beeinträchtigungen der Alltagskompetenz einhergehen. Die häufigste demenzielle Erkrankung ist die *Alzheimer-Demenz.*

Die allgemeinen Kriterien für ein *demenzielles Syndrom* sehen für die mindestens sechs letzten Monate vor:

- Abnahme des Gedächtnisses (zunächst ist das Kurz-, später auch das Langzeitgedächtnis betroffen)
- Abnahme der Leistung in wenigstens einem weiteren kognitiven Bereich, charakterisiert durch ein reduziertes Urteils- und Denkvermögen (z. B. Verminderung der Planungsfähigkeit, der Informationsverarbeitung oder der kognitiven Flexibilität)
- Beeinträchtigung der Affektkontrolle, des Antriebs und des Sozialverhaltens
- Beeinträchtigung der Alltagskompetenz
- Keine Störung des Bewusstseins oder der Wachheit. (Dieser Punkt ist ein wichtiges Unterscheidungskriterium zur Abgrenzung von Demenzen und Delirien.)

Demenz beschreibt den Verlust einer früher vorhandenen intellektuellen Leistungsfähigkeit (im Gegensatz zur angeborenen Intelligenzminderung).

Alzheimer-Erkrankungen treten in der Regel nach dem 60. Lebensjahr auf und verlaufen langsam fortschreitend ohne sprunghafte Zustandsänderungen. Andere Demenzformen können schon weit früher beginnen. Es bleibt aber festzuhalten, dass der wichtigste Risikofaktor für die Entstehung einer Demenz das Alter ist.

Boxer-Demenz

Profiboxer, die häufigen Stößen oder Schlägen auf den Kopf ausgesetzt sind, haben ein deutlich erhöhtes Risiko, an einer Demenz zu erkranken. In diesem Zusammenhang hat sich der Begriff der Boxer-Demenz (*Dementia pugilistica*) etabliert, bei der ähnliche Symptome wie bei einer Alzheimer-Demenz auftreten (siehe dazu nächsten Abschnitt: *»Sport als Ursache von Hirnschädigungen«*). Beispielsweise soll der US-amerikanische Boxer im Schwergewicht Jimmy Young, der 2005 im Alter von 56 Jahren verstarb, an einer Boxer-Demenz gelitten haben. Auch bei dem US-amerikanischen Schwergewichtler Jerry Quarry, der 66 Profikämpfe bestritt, wurde bereits im Alter von 37 Jahren die Diagnose einer Boxer-Demenz gestellt. Er wurde schließlich pflegebedürftig und verstarb 1999 im Alter von 53 Jahren. Der US-amerikanische Boxer Muhammad Ali leidet an einer Demenz im Rahmen seiner Parkinson-Erkrankung.

Die Diagnostik der Demenzerkrankungen ist sehr umfangreich und sollte in speziellen Gedächtnisambulanzen bzw. bei Fachärzten für Psychiatrie und Psychotherapie, Nervenärzten oder Neurologen durchgeführt werden. Die Therapie erfolgt medikamentös und psychotherapeutisch. Je früher die Behandlung beginnt, umso größer die Chance, das Fortschreiten der Erkrankung ein paar Jahre hinauszuzögern.

Delirien

Delirien sind organisch bedingte psychische Erkrankungen, die ursächlich auf eine zerebrale (das Gehirn betreffende) oder systemische Erkrankung zurückzuführen sind. Wie bei den Demenzen treten auch bei Delirien kognitive Beeinträchtigungen auf. Im Gegensatz zu Demenzen handelt es sich aber nicht um chronische, sondern um akut einsetzende organische Psychosyndrome mit Bewusstseins- und Orientierungsstörungen.

Ein Delir ist stets ein akuter Notfall

Ursächlich sind Delirien auf akute zerebral-organische oder systemische Störungen oder Gifte, die von außen zugeführt werden, zurückzuführen. Ein Delir ist immer ein Notfall. Die wichtigsten Symptome von Delirien sind Störungen von Aufmerksamkeit und Bewusstsein mit wechselnder Bewusstseinslage, Desorientiertheit, Wahrnehmungsstörungen, eine ausgeprägte Beeinflussbarkeit durch Suggestion, Desorganisiertheit und persönlichkeitsfremdes Verhalten. Symptomatisch sind ferner Störungen der Auffassung, der Merkfähigkeit und des abstrakten Denkens, emotionale Störungen mit Angst, Stimmungslabilität und gelegentlich aggressiven Durchbrüchen. Daneben treten motorische Unruhe, Nesteln, manchmal stereotype Handlungsabläufe und häufig Zittern (Tremor), eine Erhöhung des Herzschlags, des Blutdrucks und der Temperatur, eine vermehrte Schweißsekretion sowie Magen-Darm-Probleme auf.

Delirien kommen bei bestimmten sportlichen Disziplinen häufiger vor, etwa bei Extremsportarten und Ausdauersport, insbesondere Radfahren, Triathlon und Bergsteigen. Delirien sind lebensgefährliche Erkrankungen, die eine sofortige und kontinuierliche Überwachung im Krankenhaus erfordern.

Sport als Ursache von Hirnschädigungen

Boxen hat in den letzten Jahren in der Gesellschaft stark an Akzeptanz und Popularität gewonnen. Dabei treten medizinische und ethische Bedenken weitgehend in den Hintergrund. Boxdarbietungen sind gewaltverherrlichend, liefern zweifelhafte Vorbilder und suggerieren, dass die Kämpfer kontrollierbaren und allenfalls kurz dauernden Risiken ausgesetzt sind.

Die Boxer-Demenz – traurige »Krönung« einer Sportkarriere

Sicher besteht auch bei einer Reihe anderer Sportarten eine erhebliche Verletzungsgefahr für den Kopf, z.B. beim Fußball, beim American Football, beim Abfahrtslauf, beim Trampolinspringen und bei den verschiedenen Kampfsportarten. Es gibt jedoch keine andere Sportart außer dem Boxen, bei der die Kampfunfähigkeit des Gegners durch eine regelrechte Körperverletzung *vorsätzlich* herbeigeführt wird.

Beim Knock-out (K.o.) handelt es sich um eine akute Bewusstlosigkeit, erzielt durch eine Gehirnerschütterung. Pro Jahr werden etwa zehn Todesfälle im unmittelbaren zeitlichen Zusammenhang mit Boxkämpfen dokumentiert. Bei etwa 20 Prozent der Boxkämpfe kommt es zu erheblichen Verletzungen im Bereich von Gesicht, Körper, Armen und Beinen. Nach den Kämpfen lassen sich biochemische Veränderungen im Nervenwasser (Liquor) nachweisen, die den Veränderungen wie etwa bei der Alzheimer-Demenz ähneln. Die geistige Leistungsfähigkeit der Boxer ist in den Wochen nach einem Kampf messbar beeinträchtigt.
Das Risiko einer *Boxer-Demenz (Dementia pugilistica)* steigt mit der Zahl der Kämpfe, der erlittenen Knock-outs, dem Alter und den »Nehmerqualitäten« eines Boxers sowie dem Vorliegen von solchen genetischen Risikofaktoren, welche auch die Entwick-

lung der Alzheimer-Demenz fördern. Die Gehirne der betroffenen Boxer weisen sogar eine intensivere Neurofibrillenablagerung auf (abnorme Ablagerungen eines bestimmten Eiweißes, des sogenannten Tau-Proteins, in den Nervenzellen) als bei der Alzheimer-Erkrankung, für die eine solche Ablagerung charakteristisch ist.

Prävention durch Schutzmaßnahmen

Im Amateurboxen haben die sukzessive Einführung von Kopfschutz, besser gepolsterten Handschuhen, die verkürzte Rundendauer, die Beendigung des Kampfes bei deutlichen Leistungsunterschieden *(»outclassed rule«)* sowie die Möglichkeit des Kampfabbruchs nicht nur durch den Ringrichter, sondern auch durch den Boxer oder durch den Ringarzt, zu einem gewissen Rückgang der K.o.'s und der Verletzungen geführt. Nun gibt es allerdings Überlegungen, solche Schutzmaßnahmen wieder aufzugeben, um die Attraktivität des Amateurboxens für die Zuschauer zu steigern. Eine fatale Entwicklung.
Eigentlich müssen solche Schutzmaßnahmen nicht nur im Amateurboxen beibehalten und ausgeweitet werden, sondern auch im Profibereich eingeführt werden. Wenigstens müsste es halbjährliche, standardisierte psychologische und medizinische Untersuchungen geben, um das Demenzrisiko zu erheben. Bei diesen Untersuchungen müssten auch die biochemischen *Demenzmarker* erfasst werden.

Wissenschaftliche Untersuchungen

In einer Studie der University of North Carolina in Chapel Hill wurde bei ehemaligen American-Football-Spielern der Zusammenhang zwischen Hirnschädigungen und Depressionen untersucht. Von mehr als 2500 Spielern – in einem Alter von etwa 50 Jahren und mit einer über sechsjährigen Fußballkarriere als Profi – litten über 11 Prozent nach Beendigung ihrer aktiven Zeit an einer Depression. Dabei gab es eine klare Verbindung zwischen der Anzahl der Gehirnerschütterungen und dem späteren Auftreten einer Depression: Schon ein oder zwei Gehirnerschütterungen reichten aus, um die Wahrscheinlichkeit einer späteren Depression drastisch zu erhöhen.

Andere Untersuchungen haben diesen Effekt bestätigt. Eine kanadische Untersuchung zeigte beispielsweise, dass bereits in den ersten Tagen nach einer Gehirnerschütterung die Gedächtnisleistungen deutlich schlechter waren.

Auf der einen Seite wissen wir, dass Sport gesund ist und regelmäßige sportliche Aktivität uns fit macht. Wir müssen aber auch anerkennen, dass viele Dinge, selbst wenn sie im Sportlerbetrieb wichtig erscheinen, langfristig zu schwersten psychischen Erkrankungen und früherem Tod führen können. Dies betrifft grundsätzlich alle Verletzungen des Gehirns, inklusive Gehirnerschütterungen. Etwa sechs Prozent aller Verletzungen, die zu einer Spielunterbrechung im Fußball führen, sind Kopfverletzungen. Den meisten dieser Verletzungen gehen Kopfballduelle voraus.

Einer interessanten amerikanischen Untersuchung zufolge ist davon auszugehen, dass allein im Fußball über die Hälfte der Profispieler (insbesondere der männlichen) Gehirnerschütterungen erlitten hat. Beim American Football liegen die Zahlen noch höher.

Mögliche bleibende Schäden durch Gehirnerschütterungen

Im Jahr 2009 wurde das »Lystedt Law«, welches nach einem jungen Football-Spieler benannt ist, erlassen. Dieser hatte in einem Spiel ein Schädelhirntrauma erlitten und dennoch weitergespielt. In der Folge traten mehrere Durchblutungsstörungen (Infarkte) des Gehirns auf, und der Spieler war bleibend geschädigt. Ein Gesetz aus dem betreffenden US-Bundesstaat (dem Bundesstaat Washington) hat dann festgelegt, dass Kinder und Jugendliche nach einer im Sport erlittenen oder vermuteten Gehirnerschütterung nicht mehr am Spielgeschehen teilnehmen dürfen und einen Arzt aufsuchen müssen. Auch müssen alle Beteiligten über die entsprechenden Gefahren aufgeklärt werden. Inzwischen haben 35 Staaten der USA ein solches Gesetz ratifiziert. Sehr ernsthaft wird zudem in den USA die Verpflichtung diskutiert, beim Fußball einen Kopfschutz zu tragen.

Kopfbälle sind gefährlich!

Eine Reihe von wissenschaftlichen Untersuchungen hat im letzten Jahrzehnt gezeigt, dass die Häufigkeit von Kopfbällen im Fußball mit Beeinträchtigungen von Aufmerksamkeit, Konzentration und Gedächtnis sowie insbesondere mit dem späteren Auftreten von Depressionen, Angststörungen und erhöhter Impulsivität einhergeht. Dies ist auch noch viele Jahre nach Beendigung der Profikarriere nachweisbar.

Zusammenfassung

Es gibt zahlreiche psychische Erkrankungen. Dieses Kapitel hat die wichtigsten Störungen aufgezeigt, an denen Leistungssportler erkranken können.
Viele sprechen im Leistungssport von Burnout als Erkrankung. Burnout ist aber eher eine Selbstzuschreibung. Aus den Symptomen eines »Burnouts« können sich jedoch psychische Erkrankungen, besonders Depressionen, entwickeln.

Neben der Depression sind vor allem auch Angststörungen, Essstörungen sowie Substanzabhängigkeiten (Nikotin, Alkohol, Aufputschmittel und Hormone) psychische Erkrankungen, die relativ häufig vorkommen. Es ist wichtig, die richtige Diagnose zu stellen, denn die Therapien der einzelnen psychischen Erkrankungen sind unterschiedlich. Auch hier gilt wie bei der Depression: Je früher ein Leistungssportler in Behandlung kommt, desto weniger ausgeprägt und desto kürzer ist im Regelfall die Krankheitsepisode.

Ein großes Problem sind Gehirnverletzungen im Sport, die anfangs nur durch eine Gehirnerschütterung auffällig sind. Je mehr Gehirnerschütterungen sich ein Sportler im Laufe seiner Karriere zuzieht, desto höher ist die Wahrscheinlichkeit, dass Gedächtnisstörungen und Demenzerkrankungen auftreten.

Was tun, wenn Sportler psychisch krank werden?

Leistungsoptimierung durch »Mentales Training«

Die deutsche Psychiatrie und Psychotherapie hat sich in den letzten Jahrzehnten nur am Rande mit psychischen Erkrankungen bei Leistungssportlern beschäftigt. Dies hat sich erst seit wenigen Jahren geändert. Zwar werden häufiger Sportpsychologen, oftmals ohne jede therapeutische Erfahrung, z.B. in den Fußball-Bundesligavereinen oder den Nationalmannschaften eingesetzt, aber meist ist deren primäres Ziel die Leistungsoptimierung. Das Verhalten und Erleben im Rahmen der sportlichen Aktivität, d.h. Motivation, Leistungssteigerung, Teambildung und die allgemeine Verbesserung der Gesundheit, sind ihre wesentlichen Aufgabenbereiche, andere Ziele wie die Überwindung von Hemmungen kommen hinzu. Ein besonders gutes und wichtiges Beispiel ist das »Mentale Training«, welches die beiden deutschen Psychologie-Professoren J. Mayer und H.-D. Hermann entwickelt haben. Hierbei handelt es sich u.a. um ein Vorstellungstraining, bei dem Bewegungs- und Handlungsausführungen zur Leistungsoptimierung im Geiste durchgespielt werden.

Sportpsychiatrie und -psychotherapie beschreibt dagegen die Prävention, Diagnostik und Therapie psychischer Erkrankungen bei Athleten. Ein guter Spruch lautet: Sportpsychiater können den Weg vom Sportler zum Topathleten festigen.

Häufig taucht die Frage nach den Unterschieden zwischen einem Psychiater und einem Psychologen oder auch einem Psychotherapeuten auf. Dies ist eine berechtigte Frage, da es

Psychiater und Psychotherapeuten	**Psychologen**
Psychiater sind Ärzte mit psychiatrisch-psychotherapeutischer Facharztausbildung.	Psychologen haben ein Psychologiestudium abgeschlossen.
Sie befassen sich primär mit der Diagnostik, Behandlung und Erforschung psychischer Erkrankungen.	Sie befassen sich primär mit dem (normalen) Erleben und Verhalten des Menschen, dessen Erklärung, Vorhersage und Beeinflussung.
Als Ärzte beziehen sie nicht nur die psychischen, sondern auch die körperlichen Prozesse mit ein; sie führen daher auch körperliche Untersuchungen durch und können Medikamente verschreiben.	Psychologen können in vielen Bereichen tätig sein, ein Arbeitsfeld ist beispielsweise die Sportpsychologie.
Ein spezieller Bereich, in dem Psychiater tätig sein können, ist die Sportpsychiatrie; diese beschäftigt sich mit der Prävention, Diagnostik und Therapie psychischer Erkrankungen bei Sportlern sowie mit der Sporttherapie als eine Behandlungsform psychischer Erkrankungen.	Wesentliches Ziel des Sportpsychologen ist die Leistungssteigerung durch Optimierung von mentalen und Trainingsprozessen (z. B. Motivationsförderung, Förderung von Konzentration, Umgehen mit Misserfolgserlebnissen, Regulation von Emotionen, Teambildung).

auch einige Gemeinsamkeiten und Überschneidungen gibt. Die nachfolgende Tabelle soll die Besonderheiten der verschiedenen Berufsgruppen verständlich machen.

Psychotherapeuten	**Lebensberater/Coaches**
Sowohl Ärzte als auch Psychologen mit einer entsprechenden Zusatzausbildung können psychotherapeutisch tätig sein.	Lebensberatung/Coaching wird von unterschiedlich qualifizierten Personen angeboten, diese müssen über keine spezielle Ausbildung verfügen.
Psychotherapeuten wenden psychotherapeutische Verfahren zur Behandlung psychischer Störungen oder Erkrankungen an.	Sie beraten bei speziellen Problemen und in Lebenskrisen; sie dürfen aber keine Erkrankung behandeln, wenn sie nicht als Arzt, Psychologe oder Heilpraktiker dazu qualifiziert sind.
Psychiater sind »Ärztliche Psychotherapeuten«, die Weiterbildung zum Psychotherapeuten gehört obligat zu ihrer Facharztausbildung dazu.	
Möchten Psychologen psychotherapeutisch tätig sein, müssen sie nach ihrem Studium der Psychologie noch eine mindestens 3-jährige psychotherapeutische Zusatzausbildung absolvieren und erhalten danach die Approbation als »Psychologischer Psychotherapeut«.	

Psychische Erkrankungen rechtzeitig erkennen!

Dazu kommt, dass bislang in der Prävention und der Früherkennung von psychischen Erkrankungen bei Leistungssportlern keine abgestimmten Konzepte zwischen Fachleuten, Verbänden und Trainern existierten. Dies hat sich jedoch mittlerweile geändert. Sportpsychologen und Sportpsychiater stellen sich jetzt – gerade aufgrund der Initiative der Robert-Enke-Stiftung – gemeinsam den anfallenden Problemen. Ein gutes Beispiel hierfür stellt die Initiative »MentalGestärkt« dar.

Sportmedizin

Die medizinische Betreuung der Sportler findet derzeit fast ausschließlich sportmedizinisch, also orthopädisch, unfallchirurgisch und internistisch, statt. Dazu gibt es öffentlich geförderte Kostenträger wie die 20 Olympiastützpunkte und 25 lizensierte sportmedizinische Untersuchungszentren, die Landes-Leistungszentren und die Aktivitäten der Fachverbände. Hinzu kommen die nicht öffentlich geförderten Kostenträger, also die Profivereine, die nationalen Sportverbände wie DFL (Deutsche Fußball Liga), DHL (Deutsche Handball Liga) oder die DEL (Deutsche Eishockey Liga), die Leistungszentren der Profi- sowie der Amateurvereine und die ganz verschieden genutzten Angebote für Individualsportler in Deutschland.
Aufgabe der Sportmedizin ist es, die Gesundheit des Sportlers und dessen Leistungsfähigkeit zu beurteilen, sowie Empfehlungen für ein optimiertes Training zu geben. Sinnvoll wäre es, neben den sportmedizinischen auch regelmäßige sportpsychiatrische Untersuchungen bei Athleten durchzuführen.

Es existieren auch eine Reihe psychiatrisch-psychotherapeutischer Angebote, die von den Sportlern ohne größeren Aufwand wahrgenommen werden können. Diese sind auf den Serviceseiten im letzten Kapitel dieses Bandes beschrieben. So gibt es unter dem Oberbegriff »Seelische Gesundheit im Sport« zahlreiche, über ganz Deutschland verteilte Spezialambulanzen an Universitätskliniken (siehe auch dazu das letzte Kapitel).

Gerade bei Leistungssportlern mit ihren spezifischen Belangen, bei denen eine psychische Erkrankung den Arbeitsplatz in besonderer Weise gefährden kann, gilt es, die psychiatrisch-psychotherapeutische Versorgung so zu optimieren, dass sie sich unter den Bedingungen des Trainings und der Wettkämpfe durchführen lässt. Daneben sind Einschränkungen bei den zu verordnenden Medikamenten (siehe Kapitel *»Bausteine der Behandlung«*, Abschnitt *»Anti-Doping-Richtlinien«*) zu beachten.

Die Robert-Enke-Stiftung

Die Robert-Enke-Stiftung wurde im Jahr 2010 durch den Deutschen Fußball-Bund, die Deutsche Fußball Liga, den Zusammenschluss der deutschen Profi-Fußballvereine, sowie Hannover 96 ins Leben gerufen. Dabei wurde Teresa Enke, die Witwe des am 10. November 2009 verstorbenen Nationaltorhüters Robert Enke, zur Vorstandsvorsitzenden berufen. Dem Vorstand gehören ferner Vertreter aller beteiligten Organisationen, dem Kuratorium viele Vertreter des öffentlichen Lebens an. Die Robert-Enke-Stiftung fördert sehr erfolgreich Maßnahmen und Einrichtungen, die der Aufklärung,

Behandlung und Erforschung von Depressionen sowie von Kinderherzkrankheiten dienen.

In Zusammenarbeit mit der Deutschen Gesellschaft für Psychiatrie und Psychotherapie, Psychosomatik und Nervenheilkunde (DGPPN) und dem Universitätsklinikum Aachen unterstützt die Stiftung das Referat »Sportpsychiatrie und -psychotherapie« der DGPPN. Hintergrund ist, dass psychische Erkrankungen bei Spitzensportlern bislang besonders stigmatisiert waren. Während sich die Versorgung psychisch Kranker in Deutschland in den letzten Jahrzehnten deutlich verbessert hatte, schien diese Entwicklung an Spitzensportlern zunächst vorbeigegangen zu sein. Erst langsam ändert sich dies in eine positive Richtung.

Soll ich die Krankheit verheimlichen?

Eine psychische Erkrankung darf kein Stigma sein

Spitzensportler sind, wie auch andere Personen, die in der Öffentlichkeit stehen (z. B. Politiker, Manager oder Künstler), in besonderem Maße von Stigmatisierung betroffen. Von allen Beteiligten, dem Publikum wie den Trainern, den Vereinen und Verbänden, wird dem Sportler ständige Höchstleistung abverlangt. Die Austauschbarkeit der einzelnen Person, des Sportlers, ist bei Misserfolg Teil des Systems, sodass psychisch kranke Spieler aus Angst vor Stigmatisierung und aus Sorge wegen möglicher Nachteile für die Karriere häufig ihre Umgebung nicht über ihre Erkrankung informieren. So bleibt

aber auch unklar, warum sie unverschuldet Leistungseinbußen zeigen.
Es ist sicher kein Einzelfall, wenn sich ein Sportler erst bei Einbruch der Dunkelheit oder verkleidet in eine psychiatrisch-psychotherapeutische Behandlung traut.

Ziel wäre es, dass ein psychisch kranker Sportler – ohne Nachteile befürchten zu müssen – seinen engsten Vertrauenspersonen mitteilen kann, was mit ihm los ist. Dies soll in einem Rahmen geschehen, der auch bei allen anderen Arbeitstätigkeiten üblich ist. Denn nicht jeder mag es, wenn sein Chef weiß, dass er an einer psychischen Krankheit leidet. Dies gilt natürlich auch für alle Bereiche des Sports!

Die Schweigepflicht gilt für behandelnde Ärzte und Psychologen

Eine Verschwiegenheitspflicht, wie sie im Strafgesetzbuch niedergelegt ist (§ 203, Verletzung von Privatgeheimnissen), gilt nur für behandelnde Ärzte und behandelnde Psychologen. Insofern ist gut nachvollziehbar, dass betroffene Sportler sich im Verein oder Verband lieber nicht öffnen. Dies muss jeder Sportler selbst entscheiden. Die behandelnden Ärzte können hier bei der Meinungsbildung helfen. Sportpsychologen, die vom Verein angestellt sind, fallen in der Regel nicht unter die Schweigepflicht.
Für den Athleten kann es aber auch ein Vorteil sein, wenn die Trainer und Betreuer wissen, was mit ihm los ist, und nachvollziehen können, warum sich der Betroffene verändert verhält. Insbesondere sollten auch Sportmediziner und Sportpsychologen, sofern sie den Athleten betreuen, informiert sein. Ob der Athlet mit diesen Informationen an die Öffentlichkeit geht, sollte er selbst entscheiden.

Ein offenes Gespräch im Verein kann Erleichterung schaffen, kann aber auch schaden

Es gibt viele Beispiele dafür, dass der Weg in die Öffentlichkeit ein guter ist, dass die Medien dies anerkennend aufnehmen und einen kranken Sportler auch »in Ruhe lassen«. Dies hat sich allerdings erst in den letzten Jahren so etabliert, nachdem bei einzelnen Betroffenen leider das Privatleben ausgeleuchtet und öffentlich gemacht wurde. Dies kann für einen psychisch kranken Sportler nur ein Nachteil sein.
Ein positives Beispiel für einen offenen Umgang mit einer psychischen Erkrankung ist Markus Miller, Torhüter bei Hannover 96. Vor einiger Zeit wurde auf einer Pressekonferenz bekannt gegeben, dass er eine offensichtliche Depression habe und sich in stationäre Therapie begebe. Nach knapp drei Monaten war er wieder gesund und auf dem Platz. Dies ist eine sehr gute Entwicklung.

Schweigen aus Angst um die Karriere

Insgesamt ist es schwierig, eine generelle Empfehlung zu geben, ob der Sportler im Verein oder im Verband seine Krankheit thematisieren soll. Einerseits will man, dass der Trainer auf die eigene Befindlichkeit eingeht, vielleicht auch, dass der Vorstandsvorsitzende besser einschätzen kann, warum dies oder jenes gerade passiert. Andererseits gelten im Leistungssport andere Gesetze: Hier geht es um Geld, manchmal um sehr viel Geld. Und es geht um Nominierungen. »Stellt mich der Verband für einen internationalen Wettbewerb auf, obwohl ich gerade eine Krise durchmache?« Mit dieser Frage oder ähnlichen Gedanken beschäftigen sich viele Athleten, wenn sie seelisch krank werden.

Empfehlenswert ist es, all dies mit dem behandelnden Psychiater oder Psychotherapeuten zu diskutieren. Welche Vorteile, welche Nachteile hat eine solche »Offenbarung«? Grundsätzlich muss sich jeder Betroffene klarmachen, dass er überhaupt nichts für diese Erkrankung kann.

Ganz anders sieht die »Offenbarung« in der Familie aus: Hier ist der dringende Rat, auf jeden Fall frühzeitig mitzuteilen, wie man sich fühlt. Die Familie ist meist der Ort des Vertrauens und des Rückzugs, niemand kann den betroffenen Athleten besser verstehen.

An vielen Kliniken gibt es auch Angehörigengruppen. Hier treffen sich Eltern, Geschwister oder Lebenspartner von psychisch Kranken, um sich über die Erkrankung, die Prognose, die Verhinderung eines Rückfalls usw. zu informieren. Es ist nahen Angehörigen bzw. engen Bezugspersonen unbedingt zu empfehlen, an einer solchen Gruppe teilzunehmen.

Im Sport pausieren oder weitermachen?

Die Dosis macht das Gift. Wer eine akute Depression hat, mit allen Krankheitszeichen, die im Kapitel *»Depressionen ...«*, im Abschnitt *»Zeichen der Depression«* geschildert wurden, kann unmöglich am normalen Leistungstraining teilnehmen. Auch als »normaler« Arbeitnehmer wäre man jetzt erst einmal einige Wochen krankgeschrieben. Trotzdem empfehlen wir Sportlern, ein gewisses Maß an körperlichem Training aufrechtzuerhalten. Dies geht natürlich nur unter einer direkten Anleitung, z.B. von einem Physiotherapeuten in Verbindung mit einem Facharzt. Es kann aber auch vorkommen, dass während eines stationären Aufenthaltes die behandelnden Ärzte eine unter Umständen mehrwöchige Pause verordnen. Diese sollte dann unbedingt befolgt werden. Auf keinen Fall sollte man mit einer akuten psychischen Erkrankung einfach so wie immer weitertrainieren. Dies geht meistens schief.

Ansonsten ist zu betonen, dass auch eine schwere psychische Erkrankung keinesfalls das Ende der aktiven Sportler-Karriere bedeutet. Ein gutes Beispiel dafür, dass auch ein an Depression erkrankter Sportler Spitzenleistungen erzielen kann, stellt Derrick Adkins dar. Er gewann 1996 in Atlanta die Goldmedaille im 400-m-Hürdenlauf. Adkins war zu diesem Zeitpunkt in intensiver psychiatrisch-psychotherapeutischer Behandlung. Ein anderes Beispiel ist der Profi-Basketballspieler Ron Artest. Mit den Los Angeles Lakers gewann er 2010 die amerikanische Basketballmeisterschaft und bedankte sich anschließend auf einer Pressekonferenz für die professionelle Behandlung seiner Angsterkrankung.

Zusammenfassung

Der Hausarzt ist bei allen psychischen Auffälligkeiten ein guter Ansprechpartner. Er kann das Krankheitsbild einordnen und gegebenenfalls an einen Facharzt für Psychiatrie und Psychotherapie oder Nervenarzt überweisen.

Leistungssportler können sich auch jederzeit bei den auf den Serviceseiten dieses Bandes genannten sportpsychiatrisch-psychotherapeutischen Sprechstunden der Universitätskliniken melden. Dort gibt es Ansprechpartner mit Erfahrungen in der Behandlung von Leistungssportlern.

Die schlimmste Konsequenz: Suizid

Robert Enke, der Torwart von Hannover 96 und der Fußball-Nationalmannschaft, starb am 10. November 2009. Vorausgegangen waren eine beeindruckende berufliche Karriere und eine sehr schwere Depression, die ihn in den Selbstmord (Suizid) führte.

Suizid und Suizidalität

Suizidalität ist ein psychischer Zustand, bei dem Gedanken und Verhaltensweisen auf die Herbeiführung des eigenen Todes gerichtet sind.
Suizid bezeichnet den tödlich verlaufenden Suizidversuch.

Allgemein ist davon auszugehen, dass etwa 90 Prozent der Suizide in Zusammenhang mit einer psychischen Erkrankung stehen, am häufigsten mit depressiven Störungen, gefolgt von Abhängigkeitserkrankungen und Schizophrenien.

Vollendete Suizide sind bei Männern sehr viel häufiger als bei Frauen (Verhältnis etwa 3:1). Mit zunehmendem Lebensalter kommt es in der Allgemeinbevölkerung zu einer ansteigenden Suizidrate, insbesondere bei Männern ab dem 60. Lebensjahr ist die Suizidrate hoch.

Suizid und Leistungssport

Für den Bereich des Leistungssports gibt es eine ältere wissenschaftliche Arbeit, die die Suizide bei Leistungssportlern in den Jahren zwischen 1960 und 2000 weltweit zusammenfasst: Hier wird von 66 »vollendeten« Suiziden berichtet – dies sind 66 zu viel. Das durchschnittliche Alter der Betroffenen betrug 22 Jahre, Männer waren im Vergleich zu Frauen mit einer Rate von 6:1 vertreten. Die meisten Suizide wurden in folgenden Sportarten begangen: Fußball, Basketball, Schwimmen, Leichtathletik und Baseball.

Die *Risikofaktoren*:
- Substanzmissbrauch
- Konsum anaboler Steroide
- sportliches Karriereende
- Essstörung
- Homosexualität
- sexueller Missbrauch (auch durch Trainer)
- Suizide in der Familie

Ein Suizidversuch wird in ca. 25 Prozent der Fälle wiederholt. Das Risiko eines erneuten Suizidversuches ist im ersten Jahr nach dem Suizidversuch am größten. Und: etwa 75 Prozent aller Suizide werden vorher angekündigt.

Suizidhinweise sind immer ernst zu nehmen!
Gehen Sie nie von »leeren« Drohungen aus.

Suizide sind etwa 2,5-mal häufiger als tödlich verlaufende Verkehrsunfälle. Etwa alle 47 Minuten tötet sich in Deutschland ein

Mensch selbst. Weltweit sind dies fast eine Million Menschen jedes Jahr.

Bei der sportlich aktiven Altersgruppe zwischen 15 und 44 Jahren gehört Suizid zu den drei häufigsten Todesursachen, bei den 10 bis 24 Jahre alten Menschen sogar zu den beiden häufigsten!

Das wichtigste Instrument, um Suizidalität zu erkennen bzw. einzuschätzen, ist immer das direkte, wertneutrale und einfühlsame Gespräch. Manche Menschen scheuen davor zurück, Suizidalität ganz konkret anzusprechen und nachzufragen, aus Angst, den Betroffenen damit erst »auf die Idee zu bringen«. Doch dies ist nicht der Fall. Im Gegenteil: Jede Ansprache hilft, Suizide zu verhindern! Betroffene können durch das Gespräch entlastet und angemessene Hilfen eingeleitet werden. Denn Suizidalität ist ein Ausdruck massiver subjektiver Belastung und Ausweglosigkeit. Hier sind Trainer, Betreuer, Mannschaftskollegen und Familienangehörige gefordert zu handeln – wohl wissend, dass es leider nicht immer gelingt, einen Suizid zu verhindern.

Suizidalität muss immer offensiv angesprochen werden.
Beispiele sind:
- »Denkst du manchmal darüber nach, dir etwas anzutun?«
- »Drängen sich solche Gedanken bei dir auf?«
- »Hast du eine Vorstellung davon, wie du dir das Leben nehmen würdest?«
- »Welche Gründe gibt es, sich nicht das Leben zu nehmen?«

Woran kann man eine Suizidgefährdung erkennen?

Besonders gefährdet sind Menschen mit psychischen Erkrankungen, insbesondere mit Depressionen, Personen mit Suizidversuchen in der Vorgeschichte oder mit Suiziden bei Bekannten und Verwandten, alte Menschen, Menschen in traumatischen Situationen und Veränderungsphasen (z. B. bei Partnerverlust oder Verlust des Arbeitsplatzes), nach massiven Kränkungserlebnissen sowie Menschen mit chronischen, schmerzhaften Erkrankungen.

Neben diesen *Risikogruppen* gibt es eine Reihe von *allgemeinen Faktoren*, die das *Suizidrisiko* erhöhen können. Hierzu gehören:

- Gefühl der Hilflosigkeit und des Ausgeliefertseins
- Hoffnungslosigkeit, fehlende Zukunftsperspektive
- fehlendes soziales Netzwerk
- Gefühl der eigenen Wertlosigkeit, Erleben der eigenen Person als Belastung oder Schande für andere
- depressiver Wahn (Schuld-, Verarmungs- oder Krankheitswahn) oder, im Rahmen einer psychotischen Störung, Stimmen, die zum Suizid auffordern
- quälende Unruhe, das Gefühl des Getriebenseins, massive innere Anspannung
- lang anhaltende schwere Schlafstörung
- schwerste depressive Verstimmung

Das Wissen um derartige Risikogruppen und -faktoren ist wichtig, um eine Suizidgefahr erkennen zu können.

Kontinuum suizidalen Erlebens und Verhaltens

Suizidalität umfasst aber einen weiten Bereich und kann von Lebensunlust/Lebensmüdigkeit über »passive« Todeswünsche (etwa: »Am liebsten würde ich morgen früh einfach nicht mehr aufwachen«) bis zum Todeswunsch mit konkreten Absichten und Plänen reichen. Zu beurteilen, wo der Betroffene sich auf dieser Skala aktuell befindet, ist die Aufgabe eines Facharztes für Psychiatrie und Psychotherapie oder Nervenarztes. Allerdings ist es für jeden von uns – ob Trainer, Kollege oder Angehöriger – wichtig, Suizidalität und Warnsignale, die auf eine Suizidalität hindeuten, zu erkennen, um notwendige Hilfsmaßnahmen veranlassen zu können (siehe nächster Abschnitt).

Modell der suizidalen Entwicklung

Bis zu dem Entschluss, sich umzubringen, werden oftmals mehrere Phasen durchlaufen. Ein weitverbreitetes Modell der suizidalen Entwicklung beschreibt drei solche Phasen:

- *Phase der Erwägung:* In dieser ersten Phase wird der Suizid als mögliche Lösung in Betracht gezogen.
- *Phase der Ambivalenz:* In dieser Phase kämpft der Betroffene mit seiner Zerrissenheit zwischen Selbsterhalt und Selbstzerstörung.
- *Phase des Entschlusses:* In dieser letzten Phase ist der Entschluss zum Suizid gefasst.

Insbesondere während der Phase der Ambivalenz sind Hilferufe und Appelle des Betroffenen an seine Umwelt üblich. Diese müssen die Menschen in seinem Umfeld *immer* ernst nehmen.

Vorsicht ist auch geboten, wenn jemand nach Suizidandrohungen plötzlich nicht mehr davon spricht, vielleicht sogar erleichtert wirkt. Denn gerade in der Phase des Entschlusses wirkt der Betroffene in der Regel ruhig und gelassen, da für ihn eine Entscheidung gefallen ist (ähnlich der »Ruhe vor dem Sturm«).

Was tun?

Jede Suizidgefährdung ist ein medizinischer Notfall!

Bei akuter, konkreter Suizidgefahr und wenn der Betroffene es nicht schafft, sich von einem akuten Suizidvorhaben zu distanzieren, muss sofort die Einweisung auf die Intensivstation einer psychiatrisch-psychotherapeutischen Klinik erfolgen. Rufen Sie als Patient, Angehöriger, Trainer, Freund usw. die Polizei (110) bzw. Feuerwehr (112) an und schildern Sie die Situation einer akuten Suizidgefahr. Von dort wird dann alles Weitere veranlasst. In weniger akuten Fällen können Sie sich auch an Ihren Arzt oder den Ärztlichen Bereitschaftsdienst unter der in Deutschland bundesweiten Telefonnummer 116 117 wenden.

Wenn der Betroffene mit einer Vorstellung in einer Klinik nicht einverstanden ist, kann unter bestimmten Voraussetzungen eine Unterbringung auch *gegen den Willen* des Betroffenen geschehen.

Hinweise auf akute Suizidgefahr

Um das aktuelle Suizidrisiko beurteilen zu können, muss neben den allgemeinen Risikofaktoren (siehe Abschnitt

»Woran kann man eine Suizidgefährdung erkennen?«) auch das aktuelle Bedrohungspotenzial eingeschätzt werden. Hinweise auf eine konkrete, akute Suizidgefahr sind beispielsweise:

- Ankündigung des Suizides
- konkrete Vorstellungen über die Art des Suizids
- konkrete Vorbereitungen (z.B. Sammeln von Tabletten)
- Vorliegen eines Abschiedsbriefes
- fehlende Zukunftsplanung

Das Suizidrisiko muss als umso höher eingestuft werden, je konkreter der Plan und die Vorbereitungen sind und je weniger lebensbejahende Gründe der Betroffene angeben kann.

Nicht in jedem Fall ist die Aufnahme auf einer psychiatrischen Intensivstation notwendig. Bei lebensmüden Gedanken ohne konkrete Absichten und nachvollziehbarer Distanziertheit von einem akuten Suizidvorhaben sowie vorhandener Absprachefähigkeit kann auch eine ambulante Therapie mit sehr engmaschiger ambulanter Betreuung, eine stationäre Behandlung auf einer Normalstation oder in einer Tagesklinik einer psychiatrisch-psychotherapeutischen Klinik erfolgen. Dort wird der Betroffene dann entsprechend der zugrunde liegenden Erkrankung behandelt.

Unter welchen Bedingungen kann ein suizidgefährdeter Mensch in einer Klinik aufgenommen werden, wenn er selbst eine Aufnahme ablehnt?

Die Unterbringung gegen den Willen des Betroffenen darf immer nur die allerletzte Maßnahme sein. Für den Fall aber, dass eine akute Suizidgefahr nicht anders abwendbar ist, kann eine sogenannte *Unterbringung nach Länderrecht (PsychKG, UBG)* erfolgen. Hierfür gibt es bestimmte gesetzliche Bestimmungen, die allerdings je nach Bundesland etwas variieren. Die Einweisung zur sofortigen (vorläufigen) Unterbringung wird durch die örtliche Verwaltungsbehörde (variiert nach Bundesland, in der Regel Polizei, Ordnungsamt oder Gesundheitsamt) mit beigefügtem ärztlichen Zeugnis beim Amtsgericht eingeleitet. Ein Richter entscheidet dann nach persönlicher Anhörung des Betroffenen über die Unterbringung. Hauptansprechpartner sind die genannten Verwaltungsbehörden.

Unterbringung gegen den Willen nur im Extremfall
Unterbringungen gegen den Willen von Patienten stellen eine Ausnahme der psychiatrisch-psychotherapeutischen Versorgung dar und dürfen nur im Extremfall veranlasst werden. Suizidgedanken und drohende Suizidversuche sind als Zeichen von schweren Erkrankungen zu sehen, sodass die Patienten selbst nach entsprechender Behandlung fast ausnahmslos dankbar für die getroffenen Maßnahmen sind und die gegebenenfalls notwendige Nachbehandlung freiwillig und selbstverantwortlich wahrnehmen.

Fallbeispiel

Maike L., Turnerin, gilt als sehr ehrgeizige und leistungsorientierte Sportlerin. Doch die großen Erfolge bleiben aus. Der Konkurrenzkampf in Verein und Verband ist groß, der Leistungsdruck enorm. In Wettkämpfen die ewige Vierte, verpasst sie auch die Olympiaqualifikation – das Ziel, auf das sie so lange hingearbeitet hat. Den Grund für ihre ausbleibenden Erfolge glaubt ihre Trainerin vor allem in ihrem

Gewicht zu sehen, sie bezeichnet Maike als »zu fett«, »mit dem Speck auf den Rippen wird das nie was mit den Medaillen«. Die Kritik, die Kränkungen nagen an Maikes Selbstwertgefühl, der verzweifelte Versuch, dünn zu sein, führt sie in eine Magersucht und eine Depression. Körperlich stark geschwächt durch die Essstörung muss sie aus dem Leistungssport aussteigen.
Maike selbst erkennt ihre Krankheit nicht, lehnt es ab, sich in psychiatrisch-psychotherapeutische Behandlung zu begeben. Es folgen weitere Schicksalsschläge: die Trennung von ihrem Freund, der Tod des Vaters. Vorwürfe der Mutter, Maike habe den Vater aufgrund der großen Sorgen, die er sich um sie gemacht habe, in den Tod getrieben, führen zu quälenden Schuldgefühlen, die so unerträglich werden, dass Maike beschließt, sich mit Beruhigungstabletten das Leben zu nehmen. Ihre Mutter findet sie sehr schläfrig und kaum ansprechbar auf einer Couch in ihrer Wohnung liegend vor. Ein Abschiedsbrief liegt auf dem Wohnzimmertisch. Die Mutter verständigt sofort den Notarzt. Maike kann gerettet werden.
Nach intensiver mehrwöchiger, auch stationärer, psychiatrisch-psychotherapeutischer Behandlung gelingt es Maike auch, die Magersucht und die Depression zu besiegen. Heute ist sie froh, dass der Suizidversuch sie nicht das Leben gekostet hat. Inzwischen ist sie 35 Jahre alt und in den Sport zurückgekehrt: als Trainerin.

Berichterstattung in den Medien

In den ersten Wochen nach der ausführlichen Berichterstattung über den Suizid Robert Enkes ließ sich insgesamt ein Anstieg der Bahnsuizide beobachten. In diesem Zusammenhang wurde erneut der sogenannte Werther-Effekt diskutiert.

Werther-Effekt meint die Nachahmung einer suizidalen Handlung, nachdem darüber in den Medien berichtet wurde. Der Begriff wurde in Anlehnung an Goethes Roman *Die Leiden des jungen Werther* gewählt, nach dessen Veröffentlichung im Jahr 1774 eine Suizidwelle bei jungen Männern zu verzeichnen war.

Was schlussfolgern wir daraus? Suizide aus der Medien-Berichterstattung zu verbannen wäre sicherlich nicht adäquat. Im Gegenteil: Ein Thematisieren psychischer Erkrankungen und möglicher Folgen – wozu im schlimmsten Fall auch der Suizid gehört – kann in der Öffentlichkeit zur *Entstigmatisierung* psychischer Erkrankungen beitragen, sofern dies in angemessener Form erfolgt. Auch wurde schon vom gegenteiligen Effekt, dem sogenannten *Papageno-Effekt* (in Anlehnung an Mozarts *Zauberflöte*), berichtet, das heißt, nach Medienberichten über die erfolgreiche und konstruktive Bewältigung einer psychischen Krise war eine Senkung der Suizidrate zu beobachten.

Entscheidend ist also die Art, wie die Medien das Thema Suizidalität und Suizid behandeln. Daher gibt es inzwischen in einigen Ländern Leitlinien zur Berichterstattung über Suizide in den Medien, die im Fall Robert Enke allerdings nur zum Teil eingehalten wurden. Es wird empfohlen, die Berichterstattung dezent, kurz und sachlich zu halten und vor allem (!) gleichzeitig Hilfsmöglichkeiten und konkrete, leicht zugängliche Hilfsangebote (z.B. Notrufnummern) aufzuzeigen.

Hilfsmöglichkeiten aufzeigen

Zusammenfassung

Es gibt mehr Tote in Deutschland durch Suizide als durch Verkehrsunfälle. Dies verdeutlicht, wie wichtig es ist, dass sowohl die Personen, die sich mit Suizidgedanken tragen, als auch das Umfeld, das eine Suizidgefahr erkennt, genau wissen, was zu tun ist. Bei einer Reihe von psychischen Erkrankungen, wie Depressionen oder Schizophrenien, sterben relativ viele Erkrankte durch einen Suizid. Dies ist meist keine wohlüberlegte Handlung, sondern dem Betroffenen bleibt subjektiv kein anderer Ausweg im Rahmen der negativen Gedanken und Gefühle, die die Krankheit ihm aufdrückt.

Jeder Gedanke an eine Selbsttötung, auch wenn er nach außen in der Familie oder im Verein thematisiert wird, ist ernst zu nehmen! Suizidgedanken sind ärztliche Notfälle, die einer sofortigen Vorstellung bei einem Facharzt für Psychiatrie und Psychotherapie oder Nervenarzt in der niedergelassenen Praxis oder in der Notfallsprechstunde einer psychiatrisch-psychotherapeutischen Klinik bedürfen. Kontaktieren Sie in akuten Notfällen die Feuerwehr (112) bzw. die Polizei (110).

Bausteine der Behandlung

Depressionen sind gut behandelbare Erkrankungen. Das Problem liegt nicht darin begründet, dass es keine auf den einzelnen Patienten zugeschnittenen Therapien geben würde, sondern eher darin, dass ein Patient nicht zum Arzt geht oder die in der Wissenschaft verabschiedeten Leitlinien nicht vollständig beachtet werden. So existiert z. B. für die unipolaren Depressionen die Nationale Versorgungsleitlinie »Unipolare Depression«, an die sich jeder Behandler halten sollte. An dieser Leitlinie orientieren sich auch die Empfehlungen dieses Buches.

Ganz wichtig ist es, für jeden Patienten einen individuellen Therapieplan aufzustellen, der sich ganz seiner spezifischen Lebenssituation anpasst. Dies betrifft die Auswahl und die Dosis der Medikamente und gegebenenfalls deren Kombination genauso wie die Art und die Intensität der psychotherapeutischen Begleitung. Und dazu gehört natürlich auch, dass bei Leistungssportlern die einschlägigen Richtlinien, z. B. der Nationalen Anti-Doping-Agentur, beachtet werden müssen (siehe in diesem Kapitel Abschnitt *»Anti-Doping-Richtlinien«*).

Drei Behandlungsphasen: Akuttherapie, Erhaltungstherapie und Rezidivprophylaxe

Grundsätzlich unterscheiden wir drei Phasen in der Behandlung von affektiven Erkrankungen: die Akuttherapie, die Erhaltungstherapie und die Rezidivprophylaxe. Die Akuttherapie legt den Fokus auf die aktuellen Beschwerden, diese sollen gelindert und möglichst beseitigt werden. In der Erhaltungstherapie soll der Zustand stabilisiert werden, um das Risiko eines Rückfalls ganz gering zu halten. Beide Phasen gehören zusammen: Die Therapie ist also nicht mit dem Abklingen der ersten Symptome beendet. So soll eine medikamentöse Therapie noch etwa vier bis neun Monate in der Dosierung, die zum Erfolg geführt hat, weitergeführt werden, eine psychotherapeutische Behandlung etwa acht bis zwölf Monate. Je nach Art der Depression (siehe Kapitel *»Depressionen: Was verstehen wir darunter?«*) schließt sich an eine Erhaltungstherapie noch eine Rezidivprophylaxe an, damit nicht nach kurzer oder längerer Zeit eine erneute depressive Episode folgt. Die Rezidivprophylaxe dauert häufig viele Jahre und wird mit speziellen Medikamenten und einer begleitenden psychotherapeutischen Behandlung durchgeführt.

Medikamentöse Behandlung

Generell gilt bei der Verordnung und Auswahl von Medikamenten zur Behandlung psychischer Erkrankungen bei Leistungssportlern, dass vor allem Müdigkeit (Sedierung), Zittern (Tremor) und andere motorische Nebenwirkungen (sogenannte extrapyramidalmotorische Symptome) verhindert werden müssen.

Bei leichten Formen der Depression ist eine medikamentöse Behandlung nicht immer notwendig. Wenn die Krankheit stärker ausgeprägt ist, sind Medikamente allerdings ein »Muss«. Häufig wird aber auch bei leichteren Depressionen bereits ein Medikament, ein Antidepressivum, vom Arzt verordnet, um die Krankheit schnell und nachhaltig positiv zu beeinflussen.

Medikamente zur Stabilisierung der Stimmung

Antidepressiva und Medikamente zur Stimmungsstabilisation wirken unmittelbar im Gehirn. Sie wirken dort auf die Botenstoffe, die *Neurotransmitter*, die Informationen von einer Nervenzelle auf die andere übertragen. Bei einer Depression besitzen die Neurotransmitter *Serotonin* und *Noradrenalin* die größte Relevanz. Die Medikamente sollen helfen, die verfügbare Menge dieser Botenstoffe im Gehirn zu erhöhen und deren Mangel in einzelnen Gehirngebieten auszugleichen.

Antidepressiva – Übersicht

Für die medikamentöse Behandlung einer Depression steht eine Vielzahl verschiedener Antidepressiva zur Verfügung. Diese können entsprechend ihrer Wirkstoffgruppe wie folgt eingeteilt werden:

- Selektive Serotonin-Wiederaufnahmehemmer (SSRI), z.B. Paroxetin, Citalopram
- Selektive Serotonin- und Noradrenalin-Wiederaufnahmehemmer (SSNRI), z.B. Venlafaxin und Duloxetin
- Selektive Noradrenalin-Wiederaufnahmehemmer (SNRI), z.B. Reboxetin
- Noradrenerges und spezifisch serotonerges Antidepressivum (NaSSA), z.B. Mirtazapin

- Noradrenalin- und Dopamin-Wiederaufnahmehemmer (NDRI), z. B. Bupropion
- Tri- und tetrazyklische Antidepressiva (TZA), z. B. Amitriptylin
- Monoaminoxidase(MAO)-Hemmer, z. B. der reversible MAO-Hemmer Moclobemid
- Neuere Antidepressiva: z. B. kombinierter Melantonin- und $5HT_{2C}$-Rezeptor-Antagonist Agomelatin
- Johanniskraut (nicht bei schwereren Depressionen)

Die oben genannten Wiederaufnahmehemmer werden deshalb so bezeichnet, weil sie die Wiederaufnahme der Neurotransmitter zurück in die Synapse (Kontaktstelle zwischen Nervenzellen) hemmen. Dadurch erhöhen sie die Konzentration des Neurotransmitters im synaptischen Spalt (kleiner Spalt an den Kontaktstellen zweier Nervenzellen). Das heißt, durch die Medikamente wird der Mangel der Neurotransmitter im synaptischen Spalt behoben.

Die Auswahl der Antidepressiva erfolgt durch den behandelnden Arzt unter Berücksichtigung der individuellen Krankheitszeichen (Ist z. B. der Antrieb vermindert oder quälen den Betroffenen vor allem Schlafstörungen?), des Nebenwirkungsspektrums, der körperlichen Vorerkrankungen, des Alters usw. Auch die Kosten von Arzneimitteln stellen in der täglichen Praxis einen wichtigen Faktor bei der Auswahl dar.

Antidepressiva der neueren Generation bevorzugen!

Generell sollten Antidepressiva der neueren Generation, die gezielter einzelne Botenstoffe im Gehirn beeinflussen, bevorzugt werden. Dies sind z. B. die selektiven Serotonin-Wiederaufnahmehemmer. Aus Kostengründen werden häufig aber noch die älteren tri- und tetrazyklischen Antidepressiva verordnet, die allerdings deutlich nebenwirkungsreicher sind und insbesondere auch für Leistungssportler daher kaum geeignet. Die wichtigsten Nebenwirkungen dieser tri- und tetrazyklischen Antidepressiva sind sogenannte anticholinerge Nebenwirkungen wie Mundtrockenheit, Verstopfung, vorübergehendes Verschwommensehen und ein anhaltend beschleunigter Puls. Bei längerer Einnahme kann auch eine Gewichtszunahme auftreten, zudem sind sexuelle Funktionsstörungen nicht selten zu beobachten. Daneben stellen mögliche kardiovaskuläre Komplikationen ein relevantes Problem dar.

Vor der Verordnung von Antidepressiva ist es in jedem Fall wichtig, dass der Betroffene auch körperlich gründlich untersucht wird. Dazu gehören eine Blutuntersuchung, das Bestimmen der Schilddrüsenhormone und eine Überprüfung der Herztätigkeit mit dem EKG.

Johanniskraut (Hypericum perforatum)

Pflanzliche Arzneimittel werden in der Bevölkerung oft bevorzugt. Eines dieser Arzneimittel ist beispielsweise Johanniskraut. Wie ist aber die Wirkung von Johanniskraut bei Depressionen? Es gibt eine ganze Reihe von Johanniskrautpräparaten, die in ihren Bestandteilen alle unterschiedlich sind. Zu den Hauptwirkstoffen zählen das Hyperforin und das Hypericin. Es wird angenommen, dass die Johanniskrautextrakte insbesondere auf den Botenstoff Serotonin Einfluss nehmen.

Vorsicht auch bei pflanzlichen Arzneimitteln!

Grundsätzlich spricht nichts gegen die Verordnung von Johanniskraut bei Menschen mit leichten Depressionen. Aufgrund der fehlenden sicheren

Wirkung bei schweren depressiven Episoden sollte aber insbesondere in diesen Fällen von Johanniskraut Abstand genommen werden. Und: Johanniskraut ist zwar ein pflanzliches Präparat, nichtsdestotrotz können Nebenwirkungen (im Wesentlichen eine erhöhte Lichtempfindlichkeit der Haut) sowie vor allem Wechselwirkungen mit anderen Medikamenten auftreten. Daher sind viele Fachärzte der Meinung, dass Johanniskraut in der Depressionsbehandlung entbehrlich ist.

Was tun, wenn eine Besserung ausbleibt?

Grundsätzlich ist zu beachten, dass alle Antidepressiva eine Zeit von etwa zwei bis drei Wochen benötigen, bevor die gewünschte Wirkung eintritt. In dieser Phase können zur Überbrückung weitere, schnell wirkende Medikamente wie Benzodiazepine (»Beruhigungsmittel«) oder niedrig potente Antipsychotika notwendig werden.

Spricht ein Patient nicht auf ein ausreichend dosiertes Psychopharmakon an, sollte nach etwa sechs Wochen die Umstellung auf ein anderes Antidepressivum aus einer anderen Wirkstoffgruppe erfolgen. Zuvor sollten jedoch Medikamentenspiegel-Kontrollen im Blut durchgeführt werden, um zu prüfen, ob der Wirkstoff ausreichend im Blut ankommt. Eine andere Möglichkeit bei Nicht-Ansprechen ist die sogenannte *Augmentation*, also die Kombinationsbehandlung mit einem zusätzlichen Medikament, z.B. mit Lithium, Schilddrüsenhormonen, Antiepileptika oder anderen Medikamentengruppen. Obligat ist bei psychotischen (d.h. wahnhaften) Depressionen die Kombination der Antidepressiva mit den Antipsychotika.

Zusammenfassend lässt sich somit sagen, dass Antidepressiva sehr erfolgreich in der Behandlung von Depressionen eingesetzt werden:

- Sie führen zu einer Verbesserung der depressiven Verstimmung und einer Verminderung des Antriebs- und Interessenverlustes.
- Insbesondere die Antidepressiva der neueren Generation sind meistens nebenwirkungsarm.
- Die erwünschte Wirkung tritt allerdings erst nach mehreren Wochen ein.

Machen die Medikamente abhängig?

Ein weitverbreitetes Vorurteil geht davon aus, dass alle Medikamente, die die Psyche beeinflussen, abhängig machen. Doch dies ist Unsinn! Nur die Gruppe der *Benzodiazepine* kann, wenn diese Medikamente in höherer Dosierung und über viele Wochen und Monate eingenommen werden, die Entwicklung einer Abhängigkeit fördern. Trotzdem spricht nichts gegen eine mittelfristige (z. B. mehrwöchige) Behandlung mit Benzodiazepinen, um in der Akutphase Ängste und Spannungen zu lösen und den Zustand für den Betroffenen überhaupt erträglich zu machen. Dies gilt vor allem für die stationäre Behandlung in Krankenhäusern.

Antidepressiva, Antipsychotika, die Medikamente zur Stimmungsstabilisation und viele andere mehr führen zu *keiner* Abhängigkeit.

Anti-Doping-Richtlinien

Es existieren eine Reihe von Anti-Doping-Richtlinien, die üblicherweise von den Verbänden der einzelnen Sportarten herausgegeben werden. So verfügt beispielsweise der Deutsche Fußball-Bund über ein eigenes, jährlich aktualisiertes Regelwerk. In der Präambel heißt es: »Der DFB bekennt sich zum Dopingverbot, um die Spieler und Spielerinnen vor Gesundheitsschäden zu bewahren und die Fairness im sportlichen Wettbewerb zu erhalten.« In § 2 »Verstoß gegen Anti-Doping-Vorschriften« steht geschrieben: »Es ist Aufgabe jeden Spielers, sich zu vergewissern, dass keine verbotenen Substanzen in seinen Körper gelangen. Die Spieler sind verantwortlich für verbotene Substanzen, deren Metaboliten oder Marker, die sich in ihrem Körper entnommenen Proben befinden.«

Anti-Doping-Richtlinien des DFB (Stand Juni 2012)

§ 2, 1c: »Jeder Spieler, der aus medizinischen Gründen einen Arzt aufsucht und sich eine Behandlung oder ein Medikament verschreiben lässt, ist verpflichtet, sich zu erkundigen, ob er sich dadurch verbotener Substanzen oder Methoden aussetzt (...). Ist dies der Fall, muss er eine andere Behandlung oder ein anderes Medikament verlangen.

Wenn es keine Alternativen gibt, muss sich der Spieler ein ärztliches Zeugnis ausstellen lassen, in dem die Situation dargelegt wird. Dieses Attest muss der zuständigen Instanz der DFB-Anti-Doping-Kommission innerhalb von 48 Stunden nach dem Arztbesuch zugestellt werden. Findet innerhalb dieser Zeitspanne ein Spiel statt, muss das Attest vor dem Spiel im Besitz der zuständigen Instanz sein bzw. bei der Doping-Kontrolle vorgelegt werden. Nach Ablauf der Frist werden keine ärztlichen Zeugnisse mehr angenommen.

Die Anwendung einer verbotenen Substanz oder Methode ist nur erlaubt, wenn sie von der zuständigen Instanz des DFB, der UEFA oder FIFA genehmigt wurde.

Vorbehalten bleiben die Bestimmungen der Anti-Doping-Richtlinien für die Kontrolle bei Wettbewerben und der NADA-Richtlinien für Doping-Kontrollen bei den Lizenzvereinen außerhalb von Wettbewerben.«

Auch der DFB beruft sich, wie die meisten Sportverbände, auf die Welt-Anti-Doping-Agentur (WADA) bzw. die nationale Doping-Agentur in Bonn (Nationale-Anti-Doping-Agentur Deutschland, NADA). Die von der WADA erstellte Liste von verbotenen Substanzen ist verbindlich. Dieses Regelwerk weist die volle Verantwortung dem Spieler zu!
Die Anti-Doping-Richtlinien für verbotene Wirkstoffe und verbotene Medikamente gelten für alle Leistungssportler: Der behandelnde Arzt kann allerdings gemeinsam mit dem Sportler eine *Ausnahmegenehmigung* bei der NADA in Bonn bzw. bei seinem Fachverband beantragen, wenn aus therapeutischen Gründen die Einnahme eines auf der Dopingliste stehenden Medikamentes notwendig wird. Dies ist im Bereich der psychischen Erkrankungen in der Regel völlig unkompliziert, muss aber gemacht werden. Viele der bei psychischen Erkrankungen relevanten Medikamente sind zudem nicht auf der Dopingliste der NADA verzeichnet, sodass hier kein entsprechender Antrag gestellt werden muss.

Ausnahmegenehmigungen – Hinweise

Genehmigungen im Standardverfahren sowie solche im vereinfachten Verfahren brauchen Bearbeitungszeit, daher sollten diese frühzeitig vor Wettkämpfen eingeholt werden. Auch muss das Ablaufdatum beachtet und gegebenenfalls nach ein bis zwei Jahren ein Verlängerungsantrag gestellt werden. Bei einer Dosisänderung des Medikaments muss ein erneuter Antrag eingereicht werden. Gelegentlich kommt es zu Problemen, wenn ein Sportler dies versäumt.

Die meisten Psychopharmaka stehen nicht auf der Dopingliste

Die NADA hat eine sehr informative Website (www.nada-bonn.de). In der Rubrik »Service & Informationen« finden sich im Bereich Downloads unter dem Stichwort »Listen« die aktuelle Verbotsliste (jährlich aktualisiert) und die Beispielliste zulässiger Medikamente. Hier kann jeder Betroffene und jeder behandelnde Arzt einsehen, für welche Medikamente es einer Ausnahmegenehmigung bedarf. Alle Medikamente, die auf der Verbotsliste nicht aufgeführt sind, fallen nicht unter das Dopingverbot. Aber um ganz sicherzugehen: Wenn Sie auf der Website der NADA statt auf »Listen« auf »Formulare« klicken, können Sie auch eine Medikamentenanfrage mit der Bitte um Überprüfung an die NADA starten.

Wichtig sind die »Anträge auf medizinische Ausnahmegenehmigung«, die auf der Website der NADA zu finden sind (www.nada-bonn.de/fileadmin/user_upload/nada/Medizin/TUE_Standard_Formular_2012.pdf). Eine Erklärung des behandelnden Arztes sowie des Athleten, die online ausgefüllt werden kann, muss entweder an die NADA in Bonn oder an den Fachverband geschickt werden.

Weitere Behandlungsverfahren

Neben der medikamentösen (siehe vorangehender Abschnitt) und der psychotherapeutischen Behandlung (siehe nachfolgender Abschnitt) gibt es eine Reihe weiterer Verfahren, die sich nicht als alleinige Verfahren in der Behandlung von Depressionen, sondern als *ergänzende Maßnahmen*, d.h. zusätzlich zu einer Pharmakotherapie und/oder Psychotherapie eignen. Verbreitete Verfahren in der Depressionsbehandlung sind die Wachtherapie, die Lichttherapie und die Elektrokonvulsionstherapie.

Wachtherapie

Bestimmte Depressionen sind an Tages- oder Jahreszeiten gebunden

Eine Reihe der an Depression Erkrankten weist zirkadiane, d.h. tages- oder jahreszeitliche Schwankungen des Stimmungstiefs auf. Darunter ist zu verstehen, dass die Betroffenen entweder im Jahresverlauf bevorzugt in bestimmten Monaten depressiv werden (z.B. im Herbst oder Frühjahr, mit völligem Rückgang im Sommer; sogenannte »saisonal abhängige Depression«) oder dass ein sogenanntes Morgentief besteht, d.h. eine am Morgen deutlich schlechtere Stimmung als am Nachmittag oder Abend. Vor diesem Hintergrund und aufgrund der Beobachtung, dass Menschen nach einer durchwachten Nacht häufig zunächst aktiver sind, wurde die Wachtherapie, auch *Schlafentzugstherapie* genannt, als Behandlungsmöglichkeit eingeführt. Durch diese Therapie soll die gestörte zirkadiane Rhythmik positiv beeinflusst werden. Die Wachtherapie wird üblicherweise in einer psychiatrisch-psychotherapeutischen Klinik praktiziert.

Häufig legt man die Wachtherapie so an, dass die Patienten gegen ein Uhr nachts geweckt werden und dann bis zum nächsten Abend wach bleiben.
Wir wissen, dass die Wachtherapie kaum Nebenwirkungen hervorruft. Eine gewisse Besserung der Stimmung und des Antriebs setzt in der Regel sehr rasch, d.h. bereits im Laufe der Behandlungsnacht und des Folgetages ein. Da diese Verbesserung nach einer einzelnen Behandlung aber oft schnell wieder verschwunden ist (nicht selten schon nach der nächsten Schlafphase), werden wiederholte Schlafentzüge durchgeführt.

Lichttherapie

Auch diese Therapieform eignet sich als zusätzliche Maßnahme neben Medikamenten und Psychotherapie besonders bei Erkrankten, bei denen die Depression zirkadiane Schwankungen im Sinne einer saisonalen Abhängigkeit aufweist. Bei der Lichttherapie wird ein künstliches Licht, das in der spektralen Zusammensetzung dem natürlichen Sonnenlicht angepasst ist und eine etwa zehnfach höhere Intensität als normale Zimmerbeleuchtung hat, als Strahlungsquelle vor dem Patienten platziert. Dieser sitzt über einen Zeitraum von wenigstens zwei bis vier Wochen jeweils etwa eine halbe Stunde täglich – in der Regel morgens – vor dieser starken Lichtquelle. Oft merken Patienten schon nach einigen Tagen eine gewisse Stimmungsverbesserung.

Elektrokonvulsive Therapie (EKT)

Dies ist eine Therapieform, die sehr selten und in der Regel nur bei lebensbedrohlichen und äußerst schweren Depressionen durchgeführt wird. Patienten erhalten diese Behandlung in spezialisierten Krankenhäusern, wenn sie auf kein Medikament und keine andere Therapie mehr nachhaltig ansprechen. Der Wirkmechanismus ist noch nicht endgültig geklärt, wichtig ist wahrscheinlich die Beeinflussung mehrerer Neurotransmittersysteme.

EKT zur Behandlung schwerer, therapieresistenter Depressionen

Die EKT findet in Vollnarkose statt, während der durch eine nur ein paar Sekunden dauernde elektrische Stimulation ein kurzzeitiger epileptischer Anfall provoziert wird. Auch wenn sich das dramatisch anhört, stellt dies üblicherweise eine sehr gefahrlose Behandlung dar. Zudem sind sowohl ein Anästhesist als auch ein Psychiater gleichzeitig bei den Behandlungen anwesend. Eine EKT-Serie wird üblicherweise zwei- bis dreimal wöchentlich über einen Zeitraum von etwa sechs Wochen durchgeführt. Oft schließt sich eine längere wöchentliche oder monatliche EKT-Erhaltungstherapie an, während der der Patient schon wieder zu Hause lebt und nur zur Durchführung der EKT-Behandlungen für ein bis zwei Tage stationär aufgenommen wird.

Psychotherapie

Die Wirksamkeit von Psychotherapie ist für die meisten psychischen Erkrankungen, und so auch für Depressionen, nachgewiesen. Es gibt zahlreiche unterschiedliche psychotherapeutische Verfahren und Techniken, angefangen vom normalen ärztlichen Gespräch bis hin zu speziellen verhaltenstherapeutischen oder psychoanalytisch begründeten Verfahren, die sich in der theoretischen Orientierung, dem sogenannten *Setting* (Art, Frequenz, Dauer) unterscheiden.

Psychotherapieverfahren – eine Übersicht

- *Kognitiv-behaviorale Verfahren* (klassische Verhaltenstherapie, kognitive Verhaltenstherapien)
- *Analytisch »aufdeckende« Verfahren* (sogenannte psychodynamische Psychotherapie; z. B. tiefenpsychologisch fundierte Therapien)
- *Humanistische, erlebnisorientierte Verfahren* (z. B. klientenzentrierte Gesprächspsychotherapie, Gestalttherapie, Psychodrama)
- *Interpersonelle und systemische Verfahren* (interpersonelle Therapie, Paar- und Familientherapie)
- *Entspannungsverfahren* (z. B. progressive Muskelrelaxation, autogenes Training)
- *Suggestive Verfahren* (z. B. Hypnose)

Von den psychotherapeutischen Verfahren sind insbesondere die kognitive Verhaltenstherapie und die psychodynamische Psychotherapie von den gesetzlichen Krankenkassen als Verfahren anerkannt und werden erstattet.

Grundsätzlich werden Psychotherapien von verschiedenen Berufsgruppen ausgeführt, und zwar von:

- Fachärzten für Psychiatrie und Psychotherapie
- Nervenärzten
- Fachärzten für psychosomatische Medizin und Psychotherapie
- Psychologischen Psychotherapeuten
- sowie von Fachärzten der verschiedenen Disziplinen (z.B. Gynäkologen, Orthopäden), die den Zusatztitel »Psychotherapie« erworben haben.

Jederzeit Hilfe in der Not: die DGPPN-Zentren für seelische Gesundheit im Sport

Vor dem Hintergrund der vielen verschiedenen psychotherapeutischen Verfahren und der unterschiedlichen Berufsgruppen, die sich damit befassen, stellt sich häufig die Frage, wie man an den »richtigen« Psychotherapeuten und an die »richtige« Methode gelangt. Wie bereits erwähnt, muss bei psychischen Problemen jegliche Therapie auf den individuellen Patienten zugeschnitten sein. Therapien dürfen nicht nach dem Gießkannenprinzip oder nach Zufall »verteilt« werden. Gerade Leistungssportler brauchen eine spezielle Behandlung. Innerhalb der Deutschen Gesellschaft für Psychiatrie und Psychotherapie, Psychosomatik und Nervenheilkunde (DGPPN), der wissenschaftlichen Fachgesellschaft für psychische Erkrankungen, hat sich daher eine Gruppe von vielen Psychiatern und Psychotherapeuten zum Referat »Sportpsychiatrie und -psychotherapie« zusammengeschlossen. In diesem Referat werden insbesondere Fachärzte für Psychiatrie und Psychotherapie weiterqualifiziert, um den besonderen Anforderungen von Leistungssportlern Rechnung zu tragen. Innerhalb dieses Referates wurden gemeinsam mit der Robert-Enke-Stiftung sportpsychiatrische universitäre Zentren etabliert (Adressen im Serviceteil).

An die Robert-Enke-Stiftung oder die sportpsychiatrischen universitären Zentren können sich Betroffene oder Angehörige, Betreuer etc. wenden, um sich über geeignete Therapien beraten zu lassen. Natürlich ist es grundsätzlich auch eine gute Idee, zunächst den Hausarzt zu konsultieren. Man sollte sich aber nicht davor scheuen, auch Fachärzte für Psychiatrie und Psychotherapie oder Nervenärzte zu kontaktieren, die oft ein besseres Verständnis der psychiatrischen Krankheitsbilder und der verschiedenen Therapieverfahren haben. Leider ist die Wartezeit für Psychotherapien oft sehr lang, zum Teil bis zu einem halben Jahr. Dies ist eigentlich nicht hinnehmbar. Empfehlenswert ist es auch, direkt mit den Kassenärztlichen Vereinigungen Verbindung aufzunehmen. Sie haben in Deutschland den Sicherstellungsauftrag für die ärztliche und psychotherapeutische Versorgung.

Verhaltenstherapie

Bei der Verhaltenstherapie handelt es sich um ein anerkanntes und weitverbreitetes Psychotherapieverfahren mit dem Ziel des Aufbaus erwünschter und des Abbaus unerwünschter Verhaltensweisen. Grundprinzipien der Verhaltenstherapie sind die Orientierung an der *empirischen Psychologie*, also an beobachtbaren, wissenschaftlich nachweisbaren Ergebnissen, sowie die Konzentration auf gegenwärtige statt auf vergangene Handlungsdeterminanten.

Die Verhaltenstherapie wird häufig im Rahmen der Depressionsbehandlung eingesetzt

Ursprünglich nutzte man in der Verhaltenstherapie die traditionellen lerntheoretischen Modelle der klassischen und operanten *Konditionierung* (siehe Glossar), um Verhalten zu modifizieren.

Die klassische Verhaltenstherapie entwickelte sich dann weiter zur kognitiven Verhaltenstherapie, die menschliche Informations- und Verarbeitungsprozesse zur Erklärung des Verhaltens sowie sozialpsychologische Lerntheorien wie das Lernen am Modell miteinbezieht.

Klassische Verhaltenstherapie

Viele sportpsychologische Techniken orientieren sich an verhaltenstherapeutischen Methoden. Dies betrifft z. B. die Expositionsverfahren (Konfrontationsverfahren) und die operanten Verfahren.

Bei *Expositionsverfahren* setzt sich ein Patient in Anwesenheit seines Therapeuten einer Situation aus, die für ihn stark angstbesetzt ist oder die beispielsweise Zwänge auslöst. Bezogen auf das im Abschnitt *»Zwangsstörungen«* (siehe Kapitel zum Thema *»seelische Erkrankungen«*) skizzierte Fallbeispiel von Ralph Z., der unter Zwangsgedanken und Kontrollzwängen litt, kann die Expositionstherapie beispielsweise so aussehen, dass sich Ralph wiederholt seinen Zwangsgedanken durch den intensiven Umgang mit dem Luftgewehr aussetzt, ohne diese aber durch nachträgliches mehrmaliges Kontrollieren zu neutralisieren. Er soll stattdessen diese Situation bis zum Rückgang der Angst oder Anspannung ertragen, um die Erfahrung zu machen, dass die Angst bzw. Anspannung wieder verschwindet und die gefürchteten Konsequenzen ausbleiben.

Bei *operanten Verfahren* wird Verhalten durch die Veränderung von Konsequenzen kontrolliert. Das heißt, die Erhöhung der Auftretenswahrscheinlichkeit von gewünschtem Verhalten wird durch *positive Verstärkung* (Zuführung von angenehmen Konsequenzen) und *negative Verstärkung* (Wegnahme von unangenehmen Konsequenzen) erreicht. Hingegen wird die Abnahme der Auftretenswahrscheinlichkeit von unerwünschtem Verhalten durch die Zuführung von unangenehmen Konsequenzen bzw. die Wegnahme von angenehmen Konsequenzen (z. B. von Zuwendung, Aufmerksamkeit, Zuhören) erzielt. Ein Beispiel aus unserem Alltag ist das Anschnallsignal im Auto: Schnallen wir uns beim Autofahren nicht an, so ertönt ein unangenehmer Ton (unangenehme Konsequenz), der so lange anhält, bis wir uns angeschnallt haben (Wegnahme der unangenehmen Konsequenz). Dies soll die Auftretenswahrscheinlichkeit der gewünschten Verhaltensweise (Anschnallen) erhöhen.

Kognitive Verhaltenstherapie

Die kognitiven Modelle erklären Verhalten als Resultat überdauernder Vorstellungen bzw. bestimmter Wahrnehmungs- oder Denkmuster. Im Rahmen der kognitiven Verhaltenstherapie wird versucht, überdauernde dysfunktionale Denkweisen zu identifizieren und durch angemessenere zu ersetzen oder im Fall des Selbstinstruktionstrainings durch verbales Aussprechen (Selbstverbalisationen), dem eine verhaltenssteuernde Wirkung zugesprochen wird, einzuüben.

Kognitive Therapie nach A.T. Beck

Diese Therapiemethode wurde von A.T. Beck ursprünglich zur Behandlung von Depressionen entwickelt. Zur Erklärung von Depressionen stellte Beck folgende *Grundannahmen* auf (siehe auch Kapitel *»Depressionen: Was verstehen wir darunter?«*, Abschnitt *»Woher kommt eine Depression?«*):

- Das Denken Depressiver kann durch die *kognitive Triade* beschrieben werden, d.h. eine negative Wahrnehmung der eigenen Person, der Umwelt und der Zukunft.
- Depressive haben in ihrer Lebensgeschichte bestimmte überdauernde *dysfunktionale Denkschemata* (automatische Gedanken) erworben (z.B. »Ich habe es wieder nicht geschafft, ich bin ein Versager.«).
- Den situationsspezifischen automatischen Gedanken liegen *situationsübergreifende depressive Grundannahmen* zugrunde (z.B. »Ich bin nur ein wertvoller Mensch, wenn ich Erfolg habe.«).
- *»Denkfehler«* führen dazu, dass sich die dysfunktionalen Denkschemata und die kognitive Triade festigen.

Beispiele möglicher »Denkfehler« sind:

- *Willkürliches Schlussfolgern:* Ziehen willkürlicher Schlussfolgerungen ohne sichtbaren Beweis oder sogar trotz Gegenbeweisen.
- *Übergeneralisierung:* Aufgrund eines einzelnen Ereignisses wird eine allgemeine Regel aufgestellt, die unterschiedslos auf ähnliche oder andere Situationen angewendet wird (häufig dominieren Wörter wie »nie« oder »immer« das Denken).

- *Dichotomes Denken* (»Schwarz-Weiß-Malen«): Denken in Alles-oder-Nichts-Kategorien (eine Situation ist entweder absolut gut oder absolut schlecht – dazwischen gibt es keine Abstufungen).
- *Personalisierung:* Ergebnisse werden ohne klaren Grund auf die eigene Person bezogen.
- *Katastrophisieren:* Überbewertung des Eintreffens oder der Bedeutung von negativen Ereignissen (»aus einer Mücke einen Elefanten machen«).
- *Selektive Abstraktion:* Nur wenige, zumeist negative, Einzelinformationen werden verwendet und überbetont, um eine Situation zu interpretieren.

Das Vorgehen bei der kognitiven Therapie beinhaltet die folgenden drei Schritte:

- zunächst das *Bewusstmachen* der fehlerhaften Denkschemata, also der automatischen Gedanken;
- dann das *Infragestellen* dieser Denkschemata, das heißt, der Realitätsgehalt wird geprüft, Argumente für und wider die Fehlinterpretation werden zusammengetragen;
- und schließlich das Erarbeiten und Einüben alternativer Denkmuster, was als kognitive Umstrukturierung bezeichnet wird (Beispiel: Den Gedanken »Ich habe es wieder nicht geschafft, ich bin ein Versager.« ersetzen durch den Gedanken »Ich habe es dieses Mal nicht geschafft. Aber kein Mensch kann nur Erfolge haben. Etwas auch mal nicht zu schaffen heißt nur, dass ich ein ganz normaler Mensch bin.«).

Psychoanalytisch begründete Verfahren

Die klassische Psychoanalyse ist auf die Ursachenklärung und -ergründung mit Fokussierung auf die Vergangenheit ausgerichtet, weniger auf die Probleme im »Hier und Jetzt«. Psychoanalytischen Verfahren liegt die Annahme zugrunde, dass Erleben und Verhalten auf einem Zusammenspiel bewusster und unbewusster psychischer Prozesse beruhen und dass krankhafte Symptome Ausdruck ungelöster, unbewusster Konflikte aus der Kindheit oder aus Entwicklungsdefiziten sind. Ziel der Therapie ist es, *unbewusste Konflikte* aufzudecken und durch Deutung aufzulösen, dem Patienten Einsicht in die Ursachen seines Leidens zu geben und ihm eine Nachreifung seiner Persönlichkeit zu ermöglichen.
Die Gegenwart wird auch als Produkt der Lebensgeschichte aufgefasst, bei der die bisherigen Erlebnisse, ihre Verarbeitung und die soziale Umwelt eine wesentliche Rolle spielen.

Die *klassische Psychoanalyse* oder die *psychodynamischen Verfahren*, die auf der klassischen Psychoanalyse aufbauen, sind zur Depressionsbehandlung nur bedingt geeignet und werden im Vergleich zu den verhaltenstherapeutischen Verfahren nicht so häufig eingesetzt.

Entspannungsverfahren

Entspannungsverfahren können als eigenständige Verfahren im Gesamtbehandlungsplan aufgenommen werden, sie können aber auch fester Bestandteil einer anderen therapeutischen Technik sein, wie z. B. der systematischen Desensibilisierung (siehe Glossar). Außerdem werden Entspannungsverfahren keineswegs nur bei kranken Personen eingesetzt. Da sie dem Abbau innerer oder körperlicher Anspannung dienen, sind sie generell im Leistungssport sowie bei Ängsten, Nervosität, Stress, Reizbarkeit, Schlafstörungen oder auch chronischen Schmerzen mit und ohne Muskelverspannung erfolgreich einsetzbar. Häufig angewendete Entspannungsverfahren sind das autogene Training und die progressive Muskelrelaxation.

Autogenes Training: Autosuggestive Methode zur Körperselbstbeeinflussung (»konzentrative Selbstentspannung« mit wiederholtem innerlichen Aufsagen bestimmter Formeln, z. B. »Ich bin ganz ruhig«, »Arme und Beine sind schwer«).

Progressive Muskelrelaxation: Muskelentspannung durch schrittweise muskuläre Anspannung und anschließende Entspannung der Muskulatur.

Zusammenfassung

Die meisten psychischen Erkrankungen werden sowohl mit Medikamenten (Psychopharmaka) als auch mit Psychotherapie behandelt. Unter den Medikamenten bergen lediglich die Beruhigungsmittel (Benzodiazepine) ein Abhängigkeitsrisiko. Antidepressiva, Stimmungsstabilisatoren und Antipsychotika machen nicht abhängig.

Zu beachten ist, dass Leistungssportler nicht alle Medikamente einnehmen dürfen: Es gibt nationale und internationale

Anti-Doping-Richtlinien. Die meisten der Psychopharmaka stehen aber nicht auf der »Dopingliste« und können problemlos verordnet werden. Nur bei einigen Psychopharmaka bedarf es einer Sondererlaubnis, die vom Sportler bei den nationalen bzw. internationalen Verbänden einzuholen ist. Fachärzten in den psychiatrischen Sprechstunden der DGPPN-Zentren für seelische Gesundheit im Sport (siehe Serviceteil) ist dies bekannt.

Neben der Wirksamkeit einer medikamentösen Therapie mit Antidepressiva ist auch die Wirksamkeit einer Psychotherapie, insbesondere der kognitiven Verhaltenstherapie, in der Behandlung von Depressionen nachgewiesen. Eine Kombinationsbehandlung aus Medikamenten und Psychotherapie ist einer alleinigen medikamentösen oder psychotherapeutischen Behandlung in der Regel überlegen.

Bei schweren Krankheitsverläufen ist die stationäre Aufnahme in einer psychiatrisch-psychotherapeutischen Klinik wichtig. Es gibt Kliniken, die sich auf Leistungssportler spezialisiert haben. In diesen wird auch die Fortsetzung des Trainings, soweit die Krankheit dies zulässt, ermöglicht.

Antworten auf häufig gestellte Fragen

Was ist der Unterschied zwischen einem Burnout und einer Depression?

Es gibt weder eine einheitliche Definition des Begriffs »Burnout«, noch handelt es sich dabei um eine offizielle Krankheitsdiagnose, wie es bei der Depression der Fall ist. Der Begriff »Burnout« wird häufig zur Bezeichnung von psychischen Beschwerden angewandt, die mit einer massiven Arbeitsbelastung im Zusammenhang stehen. In den Medien wird mitunter suggeriert, es handele sich bei Burnout um die Depression des hart arbeitenden Menschen. Doch den Begriff so zu verwenden, birgt die große Gefahr der weiteren Stigmatisierung psychisch Erkrankter, impliziert dies doch, dass die Depression – im Vergleich zum Burnout – eher eine Erkrankung der »Schwachen«, der »faulen« Menschen ist. Dies ist absoluter Unsinn.

In der Literatur existiert eine Vielzahl von Definitionen für Burnout inklusive der einzelnen Krankheitszeichen, die dem Burnout zugeschrieben werden. Hierzu gehören eine emotionale Erschöpfung (Gefühl der Überforderung, des Ausgebranntseins, Müdigkeit, Energielosigkeit), Zynismus, Frustration, Verbitterung und Distanzierung von der Arbeit sowie eine subjektiv verminderte Leistungsfähigkeit. Dies sind Symptome, die auch im Rahmen anderer Erkrankungen, sowohl psychischer (z.B. einer Depression) als auch körperlicher Art (z.B. Eisen-/Vitaminmangel,

Schilddrüsenerkrankungen, Infektionen), auftreten können. Die Wahrnehmung solcher Symptome sollte daher Anlass sein, mit Ärzten (beispielsweise zunächst dem Hausarzt), Kontakt aufzunehmen und eine medizinische Diagnostik zu veranlassen.

Burnout ist also keine psychische Erkrankung im Sinne der Internationalen Klassifikation psychischer Störungen. Die Symptome, die unter dem Begriff des Burnouts zusammengefasst werden, können aber Ausdruck einer Erkrankung wie etwa einer Depression sein. Ist dies nicht der Fall, können sie bei längerem Anhalten einen Risikofaktor für die Entwicklung einer psychischen Erkrankung wie einer Depression darstellen. Manchmal wird Burnout daher auch als Vorstufe der Depression bezeichnet (wobei der als Burnout beschriebene Zustand durchaus auch in eine andere psychische oder körperliche Erkrankung oder eben in gar keine Erkrankung münden kann).

Burnout ist keine Krankheitsdiagnose

Wie diagnostiziert der Arzt eine Depression?

Die Diagnostik umfasst verschiedenste Untersuchungen. Hierzu gehört eine ausführliche Befragung zu den aktuellen Beschwerden und Auffälligkeiten, den Vorerkrankungen, den Lebensumständen und zur Biografie. Daneben gehören zur Diagnostik auch eine körperliche Untersuchung, eine Blutabnahme und eine Bildgebung des Gehirns und eventuell weitere zusätzliche Untersuchungen, um eine körperliche Grunderkrankung, welche die depressiven Symptome verursachen oder die zusätzlich vorliegen könnte, auszuschließen. Nach Möglichkeit sollen immer auch Angehörige durch den Arzt befragt werden (»Fremdanamnese«).

Heißt es nicht: »In einem gesunden Körper wohnt auch ein gesunder Geist«? Müssten Leistungssportler demnach nicht besonders geschützt sein vor psychischen Erkrankungen?

Ja und nein. Wir kennen sicherlich alle ein angenehmes, euphorisierendes Gefühl im Anschluss an eine sportliche Aktivität. Körperliche Aktivität ist auch ein wichtiger Bestandteil in der Depressionsbehandlung, um das Wohlergehen zu steigern, depressive Symptome zu lindern und einer erneuten depressiven Episode vorzubeugen. Einer Studie bei gesunden Menschen zufolge verbessert beispielsweise regelmäßiges Wandern den Selbstwert, den Schlaf und den Appetit und verringert Depressivität, Hoffnungslosigkeit sowie suizidale Gedanken.

Gefahrenquellen: Überforderungen, ständiger Leistungs- und Wettbewerbsdruck

Jedoch macht wie immer die Dosis das Gift. Gerade der Leistungssport birgt die Gefahr von Überforderungssituationen, von Misserfolgen, gleichzeitig herrscht ein ständiger Leistungs- und Wettbewerbsdruck, der manchmal auch zulasten von notwendigen Trainings- und Regenerationspausen geht. Es ist ähnlich wie beim Hamster im Hamsterrad: Je schneller wir laufen, desto schneller dreht sich das Rad. Und das bedeutet Stress.

Dies alles sind Belastungsfaktoren, die die Entwicklung einer psychischen Erkrankung wie einer Depression begünstigen können.

Darüber hinaus birgt die Konzentration auf Fitness und den eigenen Körper, wie sie im Leistungssport praktiziert wird, noch andere Gefahren: Vor allem in den ästhetischen und gewichtsabhängigen Sportarten kann es schnell zu gesundheitsgefährdenden Gewichtsreduktionen kommen. Der Übergang zu einer Magersucht verläuft häufig fließend.

Sind Leistungssportler also besonders anfällig für Depressionen?

Depressionen scheinen bei Leistungssportlern genauso häufig vorzukommen wie in der Allgemeinbevölkerung, wobei die Häufigkeit bei Einzelsportarten größer zu sein scheint als bei Teamsportarten. Im Prinzip kann eine Depression aber jeden Menschen treffen – egal ob Leistungssportler oder nicht. Ob sich eine Depression entwickelt, hängt vom Zusammenwirken mehrerer Faktoren ab. Hierzu gehören biologische Faktoren (z. B. Erbanlagen), bestimmte Persönlichkeitsfaktoren (z. B. ein hohes Anspruchsniveau an sich selbst) und natürlich auch umweltbezogene Faktoren. Daneben spielen Faktoren wie angemessene Stressverarbeitungsstrategien oder ein gut ausgebautes und unterstützendes soziales Netzwerk eine wichtige schützende Rolle. Eine Depression ist also niemals auf eine einzige Ursache zurückzuführen.

Übertrainingssyndrom – mögliche Vorstufe zur Depression

Nichtsdestoweniger können bestimmte Faktoren und Bedingungen, die der Leistungssport mit sich bringt, die Entwicklung einer Depression begünstigen oder auslösen. Hierzu gehören sowohl der chronische Stress, dem ein Leistungssportler, Trainer, Schiedsrichter usw. beispielsweise in Form des ständigen Wettkampf- und Leistungsdruckes ausgesetzt ist, als auch akute stressreiche Ereignisse wie Frustrationen und Kränkungen aufgrund von Misserfolgen oder Verletzungen. Nicht selten geht einer Depression bei Leistungssportlern auch ein Übertrainingssyndrom voraus, d. h. ein Leistungsabfall aufgrund eines Missverhältnisses zwischen Training und Regeneration über eine längere Zeit. Häufig spielen bei einem Übertrainingssyndrom aber zusätzlich noch andere Stressoren (privater oder beruflicher Natur) eine Rolle. Die »Anfälligkeit« für ein

Übertrainingssyndrom sowie für eine Depression und alle anderen psychischen Krankheiten ist also individuell ganz verschieden.

Wie erkenne ich als Trainer ein Übertrainingssyndrom bei meinem Schützling?

Hauptmerkmale des Übertrainingssyndroms sind ein unerklärlicher Leistungsabfall und – trotz intensiven Trainings – ein schnelles Ermüden. Darüber hinaus können eine Reihe weiterer unspezifischer Befindlichkeitsstörungen auftreten wie Aufmerksamkeits- und Konzentrationsstörungen, Depressivität, Schlafstörungen, körperliche Auffälligkeiten wie eine erhöhte Herzrate, manchmal auch diffuse Schmerzen sowie eine erhöhte Infektanfälligkeit.

Das Übertrainingssyndrom ist eine Ausschlussdiagnose, d.h., andere Ursachen des Leistungsknicks, wie z.B. eine körperliche Erkrankung, müssen ausgeschlossen werden.

Um ein Übertrainingssyndrom zu erkennen – auch frühzeitig zu erkennen –, muss der aktuelle Belastungszustand des Athleten regelmäßig erhoben werden. Übliche biochemische Parameter (z.B. Kreatinkinase im Blut oder Laktat im Belastungstest) haben im individuellen Fall nur eine geringe Aussagekraft oder sind nur gut verwertbar, wenn entsprechende Vergleichsuntersuchungen vorliegen. Auch ein verminderter Anstieg der Stresshormone unter Belastung oder ein verändertes Verhältnis von freiem Testosteron zu Kortisol (als ein Maß des anabolen oder katabolen Zustandes des Körpers) können zwar wegweisend sein, sind aber keine sicheren Zeichen für ein Übertrainingssyndrom.

Als relativ guter Parameter für die Diagnostik eines Übertrainingssyndroms hat sich aber die Eigenzustandsbeurteilung durch den Athleten, z.B. anhand standardisierter Fragebögen, gezeigt. Ein Beispiel eines

Die Selbsteinschätzung des Athleten zählt

für diese Zwecke benutzten Fragebogens ist der POMS (Profile of Mood State). Der POMS erfasst Merkmale wie Niedergeschlagenheit, Müdigkeit, Missmut und Tatendrang. Zu beachten ist hierbei allerdings, dass es sich um subjektive Aussagen des Athleten handelt, die dieser auch »manipulieren« kann, z. B. aus Scham oder Angst vor Ausgrenzung und Auswechslung im Team.

Was tun bei Übertrainingssyndrom?

Bei einem klar diagnostizierten Übertrainingssyndrom empfiehlt es sich unbedingt, eine Trainingspause einzulegen, zumindest sollten Dauer und Intensität des Trainings deutlich gedrosselt werden. Ausreichender Schlaf und gesunde Ernährung fördern zudem die Regeneration. Manchmal reicht schon eine zweiwöchige Pause, um wieder vollständig zu regenerieren. Wird aber das Training nicht ausreichend reduziert, kämpft der Athlet eventuell noch monatelang mit dem Übertrainingssyndrom. Dieses kann dann auch in eine psychische Erkrankung wie eine Depression übergehen.

Dem Körper eine Pause gönnen!

Um einem erneuten Übertrainingssyndrom vorzubeugen, sollte das Training nach einer Regenerationspause erst langsam wieder gesteigert werden.

Wie verhindere ich ein Übertraining?

Zur Prävention eines Übertrainings ist es wichtig, den Trainingsplan so zu gestalten, dass sich intensive Trainingseinheiten mit regenerativen Ruhephasen abwechseln.

Auch sollte der Sportler selbst lernen, auf die Signale seines Körpers und seiner Psyche zu hören, um frühzeitig ein sich anbahnendes Übertrainingssyndrom erkennen zu können. Hierzu eignen sich beispielsweise regelmäßige Eigenzustandsbeurteilungen mittels standardisierter Fragebögen. Nach längeren Pausen und nach Verletzungen oder Infekten sollte das Trainingspensum zudem nur langsam wieder erhöht werden.

Bei einem meiner Spieler wurde vor drei Monaten eine Depression diagnostiziert. Diese ist inzwischen gut behandelt, er macht wieder seinen Leistungssport ohne jede Einschränkung. Was kann ich als Trainer tun, um mitzuhelfen, dass die Depression in Zukunft nicht wieder auftritt?
Die Entstehung einer Depression ist sehr komplex und von vielen verschiedenen Faktoren abhängig, die sich nicht alle beeinflussen lassen (z. B. die genetische Ausstattung eines Menschen). Eine Anfälligkeit für eine Depression bleibt wahrscheinlich lebenslang bestehen, und jede depressive Episode erhöht das Risiko für eine weitere depressive Episode. Daher ist es wichtig, die antidepressive Therapie nicht sofort nach Abklingen der Beschwerden wieder abzusetzen, sondern im Rahmen einer Erhaltungstherapie und gegebenenfalls einer Rezidivprophylaxe fortzuführen – wenigstens sechs bis zwölf Monate bei einer einmalig aufgetretenen Depression oder über mehrere Jahre, wenn es bereits Rückfälle gegeben hat. Daher sollten Sie den Betroffenen unbedingt zur Fortführung der Behandlung motivieren, die natürlich parallel zum Training in den üblichen Alltag integriert werden kann.

Risikofaktoren rechtzeitig erkennen!

Daneben gibt es vom Lebensstil abhängige Risikofaktoren, die sich beeinflussen lassen, wie chronische Überforderungssituationen oder ein Übertraining. Dies gilt allgemein und nicht nur für Athleten, bei denen in der Vorgeschichte bereits eine Depression aufgetreten ist. Hier sind Sie als Trainer und Betreuer ganz besonders gefordert, solche Risikofaktoren frühzeitig zu erkennen.

Ein Mannschaftskollege hat mir mitgeteilt, dass bei ihm eine Depression diagnostiziert wurde. Wie soll ich mich ihm gegenüber verhalten?

Nichts bagatellisieren, nichts schönreden!

Ein gut funktionierendes soziales Netzwerk mit einem zuverlässigen Freundeskreis wirkt sich positiv auf den Verlauf einer Depression aus. Ziehen Sie sich daher jetzt nicht von Ihrem Kollegen zurück, etwa aus Unsicherheit darüber, wie Sie mit ihm umgehen sollen. Verstellen Sie sich nicht, spielen Sie ihm keine Fröhlichkeit vor, bagatellisieren Sie die von ihm geäußerten negativen Empfindungen nicht. Und: Lassen Sie sich nicht entmutigen, wenn der Betroffene alles negativ bewertet und abwertet. Machen Sie ihm dann keine Vorwürfe, denn es ist die Depression, die ihn die Welt, sich selbst und die Zukunft so schwarz sehen lässt. Niemand hat an der Depression Schuld. Auch eine schnelle Erschöpfbarkeit kann Ausdruck einer Depression sein. Manchmal wird dann gerade von Kollegen ein »Nichtkönnen« als »Nichtwollen« fehlinterpretiert. Hier hilft es, sich immer wieder vor Augen zu führen, dass es bei der Depression nicht um »Nichtwollen« geht, dass also Depression eine sehr schwere Erkrankung ist, keine »Faulheit«.

Welche Medikamente sind zur Behandlung einer Depression zu empfehlen, welche stehen auf der Dopingliste?

Zur Behandlung einer Depression werden vor allem die sogenannten Antidepressiva eingesetzt, die die Stimmung aufhellen und den Antrieb normalisieren. Zu den Antidepressiva gehören eine Reihe unterschiedlicher Wirkstoffgruppen. Insbesondere die neueren Antidepressiva, die im Vergleich zu den älteren Antidepressiva gezielter (selektiv) auf bestimmte Neurotransmitter wirken (z.B. die selektiven Serotonin-Wiederaufnahmehemmer,

SSRI), sind sehr gut verträglich, d.h. nebenwirkungsarm. Sollten dennoch Nebenwirkungen auftreten, so gilt dies meist nur für die Anfangsphase der medikamentösen Therapie, ist also vorübergehend. Die häufigsten SSRI-Nebenwirkungen in der Anfangsphase sind Kopfschmerzen und Übelkeit.

Zuverlässige und aktuelle Information durch die Listen der WADA und der NADA

Ganz wichtig für den Leistungssport ist, dass es eine Reihe von Antidepressiva gibt, die nicht müde machen. Im Gegenteil: Einigen Antidepressiva wie den SSRI wird eine antriebssteigernde Wirkung zugesprochen. Generell stehen Antidepressiva nicht auf der 2012 gültigen Doping-Verbotsliste der WADA. Leistungssportler sind diesbezüglich also nicht eingeschränkt. Eine »Beispielliste zulässiger Medikamente 2012« der NADA (einsehbar auf deren Website: www.nada-bonn.de) enthält eine kleine Auswahl erlaubter Medikamente, worunter bei den Antidepressiva ganz explizit auch die SSRIs Citalopram und Sertralin aufgeführt sind.

Können die Medikamente, die zur Behandlung einer Depression eingesetzt werden, abhängig machen?

Antidepressiva, Stimmungsstabilisatoren und Antipsychotika machen nicht abhängig. Lediglich die Benzodiazepine (Beruhigungsmittel), die manchmal in der Akutphase zur Überbrückung eingesetzt werden, bis nach zwei bis drei Wochen die gewünschte Wirkung der Antidepressiva beginnt, bergen ein Abhängigkeitspotenzial bei längerer Einnahme. Benzodiazepine sind daher nicht zur Dauerbehandlung zugelassen, und es wird empfohlen, Benzodiazepine durchgehend nicht länger als vier bis sechs Wochen einzunehmen.

Was kann man außer einer medikamentösen Therapie bei Depressionen noch machen?

Neben der medikamentösen Therapie steht eine Reihe psychotherapeutischer Verfahren zur Verfügung, von denen manche, wie die kognitive Therapie nach A.T. Beck (siehe Kapitel *»Bausteine der Behandlung«*, Abschnitt *»Psychotherapie«*) speziell für die Depressionsbehandlung entwickelt wurden. Insgesamt hat sich vor allem die kognitive Verhaltenstherapie als sehr erfolgreich bei der Behandlung der Depression erwiesen.

Besonders Erfolg versprechend: die kognitive Verhaltenstherapie

Ein Beispiel für ein weiteres in der Depressionsbehandlung erfolgreich angewandtes Psychotherapieverfahren ist die Interpersonelle Psychotherapie (IPT), in deren Fokus zwischenmenschliche Beziehungen der depressiv Erkrankten stehen. Eine Grundannahme dieser Therapiemethode ist, dass zwischenmenschliche (interpersonelle) Problembereiche mit der depressiven Erkrankung in Zusammenhang stehen.

Daneben spielen Psychoedukation (die gezielte Information und Aufklärung über die Erkrankung), Entspannungsverfahren, künstlerisch-kreative Therapien (zur Förderung der Kreativität und des Ausdrucks von Empfindungen, für die der Betroffene noch keine Worte findet), Bewegungstherapie und Ergotherapie (Form der Beschäftigungstherapie zur Förderung der kognitiven und motorischen Funktionen sowie der Kreativität) in der Behandlung von Depressionen eine wichtige Rolle.

Wachtherapie und Lichttherapie (siehe Kapitel *»Bausteine der Behandlung«*, Abschnitt *»Weitere Behandlungsverfahren«*) eignen sich als ergänzende Maßnahmen vor allem bei Depressionen, die zirkadiane Schwankungen aufweisen. Sie sollen helfen, die gestörten inneren Rhythmen wiederherzustellen. Bei schwersten depressiven Störungen und wenn andere Maßnahmen nicht erfolgreich waren, ist die Elektrokonvulsionstherapie (siehe Kapitel *»Bausteine der Behandlung«*, Abschnitt *»Weitere Behandlungsverfahren«*) eine gute Option.

Zu guter Letzt wird als grundsätzlich weitere unterstützende Maßnahme auch die Teilnahme an Selbsthilfegruppen empfohlen, die dem Erfahrungs- und Informationsaustausch sowie der gegenseitigen emotionalen Unterstützung dienen.

Bei mir wurde eine Depression diagnostiziert. Bedeutet das nun für mich das Karriereaus als Leistungssportler?

Nein, keinesfalls. Depressionen sind inzwischen gut behandelbare Erkrankungen.

Je nach Schweregrad können aber eine kurze Auszeit und eventuell eine stationäre psychiatrisch-psychotherapeutische Behandlung notwendig werden, bis die Beschwerden abgeklungen sind.

Um dann einen Rückfall zu vermeiden, ist es wichtig

- zu lernen, wo die eigenen Belastungsgrenzen liegen.
- regelmäßig den eigenen Belastungszustand zu überprüfen.
- eine gute Balance zwischen Regenerations- und Belastungsphasen zu finden.
- Frühsymptome einer Depression (z.B. Schlafstörungen) erkennen zu können.
- Widerstandsressourcen zu schaffen (z.B. durch den Aufbau eines stabilen sozialen Netzwerkes).
- Nachsorgemaßnahmen und regelmäßige Kontakte bei einem Facharzt wahrzunehmen.

Wo kann ich Informationen über die Erkrankung bekommen, die mir wirklich helfen?
Gute Ansprechpartner sind Ärzte, z.B. der Hausarzt oder Fachärzte für Psychiatrie und Psychotherapie. Auch die entsprechenden Fachgesellschaften stellen im Internet viele nützliche Informationen und Adressen bereit (siehe auch Serviceteil im letzten Kapitel). Darüber hinaus dienen Selbsthilfegruppen, die es sowohl für Betroffene als auch für Angehörige gibt, dem Erfahrungs- und Informationsaustausch.

Wie finde ich gute Therapeuten und Kliniken, die sich auf die Behandlung von Leistungssportlern spezialisiert haben?
An mehreren psychiatrisch-psychotherapeutischen Universitätskliniken Deutschlands sind inzwischen unter der Bezeichnung »DGPPN-Zentren für seelische Gesundheit im Sport« Spezialambulanzen etabliert worden, in denen Leistungssportler kurzfristig und problemlos einen Termin bei einem Facharzt für Psychiatrie und Psychotherapie bekommen können. Entsprechende Adressen finden sich im letzten Kapitel im Serviceteil. Außerdem kann man sich an die Robert-Enke-Stiftung wenden (siehe Serviceteil).

Ist es möglich, dass ich während einer stationären Therapie in einer psychiatrisch-psychotherapeutischen Klinik mein Trainingsprogramm weiterführe?
Prinzipiell ist dies möglich, sofern die Erkrankung das zulässt und entsprechende Trainingseinrichtungen erreichbar sowie zugänglich sind. Letzteres ist in spezialisierten Kliniken kein Problem.

Ein Kollege in meinem Verein wirkt seit ein paar Wochen sehr niedergeschlagen. Beim Training erscheint er müde und

lustlos. Nun hat er mir gegenüber geäußert: »Das Leben hat doch keinen Sinn mehr.« Wie soll ich damit umgehen, was soll ich tun?

Keine Scheu vor direkten Fragen nach konkreten Suizidgedanken!

Äußerungen, die auf eine Suizidgefahr hinweisen, müssen immer ernst genommen werden. Es ist wichtig, den Betroffenen offen und wertneutral auf diese Äußerung anzusprechen, um eine Suizidgefahr erkennen zu können. Schaffen Sie dafür ein Gesprächsangebot und signalisieren Sie dem Betroffenen, dass Sie ihm zuhören. Scheuen Sie sich nicht davor, ganz konkret auch nach eventuellen Suizidplänen zu fragen: Hat der Betroffene bereits eine konkrete Vorstellung davon, wie er sich das Leben nehmen könnte? (Je konkreter die Angaben, desto höher ist das akute Suizidrisiko einzuschätzen.) Gibt es Abschiedsbriefe? Gab es bereits Suizidversuche? Sind Zukunftsperspektiven entwickelbar? Kann der Betroffene Gründe benennen, die ihn davon abhalten, sich das Leben zu nehmen (z.B. religiöse Bindung, Personen, die ihm wichtig sind)? Kann er sich von einem akuten Suizidvorhaben glaubhaft distanzieren?

Bei einer konkreten Suizidgefahr (Notfall!) müssen Sie umgehend weitere Hilfsmaßnahmen einleiten. Kontaktieren Sie im akuten Notfall die 112 (Feuerwehr) oder 110 (Polizei). In weniger akuten Notfällen können Sie sich auch direkt an einen Arzt oder den ärztlichen Bereitschaftsdienst unter der bundesweiten Telefonnummer 116 117 wenden.

Aber auch, wenn keine konkrete Suizidgefahr besteht, sollten Sie Ihren Kollegen dringend ermutigen, Hilfsangebote (siehe Serviceteil) aufzusuchen und anzunehmen. Helfen Sie ihm, entsprechende Kontakte herzustellen.

Service

In diesem Serviceteil werden zunächst in einem ausführlichen Glossar in alphabetischer Reihenfolge wichtige Fachbegriffe erläutert. Einige von ihnen wurden auch schon in den Infokästen und im Text erklärt. Pfeile (→) verweisen auf andere Fachbegriffe innerhalb des Glossars.

In einem weiteren Abschnitt sind wichtige Adressen und Links auf Internetseiten aufgelistet, über die Sportler, Trainer, Betreuer und Angehörige psychisch Erkrankter zusätzlich Rat und Hilfe erhalten können. Besonders auch für Fachleute werden Quellen und weiterführende Literatur zu Spezialthemen angeführt.

Glossar

Abhängigkeit

Körperliche Abhängigkeit liegt vor bei Auftreten von Entzugssymptomen nach Absetzen einer Substanz sowie einer Tendenz zur Dosissteigerung aufgrund von Toleranzentwicklung (= Abnahme der Substanzwirkung bei wiederholtem Konsum).
Psychische Abhängigkeit bezeichnet ein starkes, unwiderstehliches Verlangen nach einer Substanz, verbunden mit Kontrollverlust und den damit einhergehenden Verhaltensauffälligkeiten.

Affektive Störungen
Psychische Erkrankungen, bei denen über längere Zeiträume charakteristische Symptommuster mit ausgeprägten Stimmungsänderungen, insbesondere Niedergeschlagenheit (→ Depression) oder situationsinadäquate Stimmungssteigerung (→ Manie), Freudlosigkeit, Interesselosigkeit und Antriebsverlust oder -steigerung bestehen.

Agoraphobie
Angst vor Situationen und Orten, in oder an denen eine Flucht schwierig oder Hilfe schwer erreichbar wäre, in der Regel Angst vor öffentlichen großen Plätzen, Angst vor Menschenmengen und Angst, allein oder weit zu reisen.

Akute Belastungsreaktion
Stunden- bis tagelang anhaltende Reaktion auf eine außergewöhnlich starke psychische oder körperliche Belastung bei einem ansonsten psychisch gesunden Menschen. Die Störung beginnt meist mit einer Art »Betäubung«, auf die ein »Sich-Zurückziehen« aus der traumatischen Situation erfolgt. Typisch sind auch somatische Symptome wie Tachykardie, Schwitzen oder Hypertonie.

Alzheimer-Demenz
Die Alzheimer-Demenz ist die häufigste Demenzform (→ Demenz). Sie nimmt in der Regel einen langsam fortschreitenden Verlauf und geht mit einem zunehmenden Nervenzellverlust einher. Derzeit ist die Erkrankung noch nicht heilbar, die Symptome lassen sich aber durch bestimmte Medikamente (sogenannte Antidementiva) sowie psychosoziale Maßnahmen einschließlich körperlicher Aktivität für eine gewisse Zeit günstig beeinflussen.

Angststörungen

Unter diesem Begriff werden Phobien (→ Agoraphobie, → soziale Phobie, → spezifische Phobie, → Panikstörung) und die → generalisierte Angststörung zusammengefasst.

Anorexia athletica

Sportlermagersucht. Die Anorexia athletica ist definitionsgemäß ausschließlich sportinduziert, frei gewählt und bewusst gesteuert. Eine Körperschema-Störung wie bei der → Anorexia nervosa besteht nicht.

Anorexia nervosa

Magersucht. Kennzeichnend sind ein erheblicher, selbstverursachter Gewichtsverlust und die Beibehaltung eines für Alter und Größe zu niedrigen Körpergewichts, getrieben von der Idee – trotz Untergewicht –, zu dick zu sein.

Anpassungsstörung

Reaktion auf belastende Lebensereignisse wie z. B. Tod eines geliebten Menschen, Scheidung, Berentung oder Verlust des Arbeitsplatzes. Typisch sind eine depressive Reaktion und große Ängste davor, die alltäglichen Dinge des Lebens nicht mehr bewältigen zu können.

Antidepressiva

Medikamente, die bei depressiven Syndromen die Stimmung aufhellen und den Antrieb normalisieren sollen. Gleichzeitig verringern sie damit auch die mit einer Depression häufig einhergehenden körperlichen (z. B. Kopf- und Rückenschmerzen, Schlafstörungen, Magen-Darm-Beschwerden) und kognitiven (z. B. Konzentrations- und Aufmerksamkeitsstörungen) Krankheitssymptome.

Antipsychotika (Neuroleptika)
Antipsychotika beschreiben eine Gruppe von Medikamenten, die in erster Linie zur Behandlung von psychotischem Erleben (z. B. → Wahn, → Halluzinationen) ärztlich verordnet werden (die sich darüber hinaus aber auch noch in anderen Anwendungsgebieten als günstig erwiesen haben).

Aufmerksamkeitsdefizit-Hyperaktivitätsstörung (ADHS)
Störung der Aufmerksamkeit mit einem Mangel an Ausdauer bei Beschäftigungen und der Tendenz, Tätigkeiten zu wechseln, bevor sie zu Ende gebracht wurden. Weiter bestehen ein unruhiges sowie impulsives Verhalten. Besonders im Erwachsenenalter fallen eine emotionale Instabilität und Desorganisiertheit und hierdurch verursachte Probleme in zwischenmenschlichen Beziehungen und am Arbeitsplatz auf.

Belastungsreaktionen
Reaktionen eines ansonsten psychisch gesunden Menschen auf eine außergewöhnlich starke psychische oder somatische Belastung, die nach Art und Ausmaß deutlich über die nach allgemeiner Lebenserfahrung zu erwartenden Reaktionen hinausgehen (→ akute Belastungsreaktion, → posttraumatische Belastungsstörung).

Benzodiazepine
Medikamente, die zur Behandlung von Angst- und Unruhezuständen sowie als Ein- und Durchschlafmittel aufgrund ihrer sedierenden (beruhigenden) Wirkung verabreicht werden. In der Regel wird empfohlen, eine Einnahmedauer von vier bis sechs Wochen nicht zu überschreiten, um die Gefahr einer Abhängigkeit zu minimieren.

Binge-Eating-Störung
Wiederholte Episoden von »Fressanfällen«, bei denen große Mengen von Nahrungsmitteln mit einem Gefühl des Kontrollverlusts verspeist werden, ohne dass anschließend Maßnahmen zur Gewichtsreduktion eingeleitet werden.

Bipolare affektive Störungen
Affektive Störungen, bei denen sowohl manische (→ Manie) als auch depressive (→ Depression) Episoden im Verlauf auftreten.

Body-Mass-Index (BMI)
Index zur Beschreibung des relativen Körpergewichts bezogen auf die Körpergröße (www.mybmi.de). Die Bestimmung erfolgt durch die Formel Körpergewicht (kg) dividiert durch die Körpergröße (m) zum Quadrat (BMI = kg/m^2).

Borderline-Persönlichkeitsstörung
Bezeichnung für eine Form der emotional instabilen → Persönlichkeitsstörungen. Die Erkrankung zeichnet sich aus durch ein tief greifendes Muster von Instabilität in den zwischenmenschlichen Beziehungen, im Selbstbild und in den Affekten sowie durch deutliche Impulsivität.

Bulimia nervosa
Ess-Brech-Sucht. Heißhungerattacken, gefolgt von dem Versuch, dem dick machenden Effekt der Nahrung durch unterschiedliche Verhaltensweisen (Erbrechen, Missbrauch von Abführmitteln, Fasten usw.) entgegenzuwirken.

Burnout
Nur unscharf und nicht einheitlich definierter Begriff für ein

Erschöpfungssyndrom auf psychischer und körperlicher Ebene, welches in Zusammenhang mit einer längerfristigen Arbeitsbelastung steht.

Delir, Delirante Syndrome

Umfassen alle akut auftretenden, organisch bedingten psychischen Erkrankungen, die mit Bewusstseinsstörung und kognitiven Beeinträchtigungen einhergehen. Gemeinsam ist ihnen, dass in der Regel eine akut einwirkende körperliche (systemische) oder zerebrale (das Gehirn betreffende) Erkrankung oder eine exogene Noxe (Stoffe mit schädigender Wirkung auf den Organismus, z. B. Drogen, Medikamente) zu einer akuten Funktionsstörung des Gehirns geführt haben.

Demenz

Gruppe von Erkrankungen, bei denen eine fortschreitende Abnahme der geistigen Leistungsfähigkeit vorliegt, die so schwerwiegend ist, dass die Alltagskompetenzen zunehmend eingeschränkt sind. Häufigste Unterform ist die Demenz vom → Alzheimer-Typ.

Depression

Charakteristisch sind eine gedrückte Grundstimmung, Interessenverlust, Freudlosigkeit und eine Verminderung des Antriebs. Zudem finden sich häufig eine verminderte Konzentration und Aufmerksamkeit, ein reduziertes Selbstwertgefühl, Schuldgefühle, ein verminderter Appetit, eine pessimistische Zukunftsperspektive sowie Suizidgedanken oder -handlungen. Mit diesen Symptomen verbunden sind bei Depressionen häufig auch verschiedenste körperliche Beschwerden, z. B. Kopf- und Rückenschmerzen sowie Magen-Darm- oder Herzbeschwerden.

Dysthymia
Form der anhaltenden → affektiven Störung, bei der ein Zustand leichter depressiver Verstimmung mehr als zwei Jahre lang vorherrscht.

Ergotherapie
Form der Beschäftigungstherapie. Hier werden beispielsweise durch handwerkliche und gestalterische Tätigkeiten die kognitiven und motorischen Funktionen sowie die Kreativität geübt und gefördert.

Essstörungen
Störungen des Essverhaltens und des Gewichtskontrollverhaltens. Eine Verschlechterung des physischen Befindens und eine Beeinträchtigung des psychosozialen Verhaltens sind die Folge. Essstörungen sind nicht sekundär durch andere Erkrankungen bedingt. Siehe auch → Anorexia nervosa, → Binge-Eating-Störung, → Bulimia nervosa.

Fibromyalgiesyndrom
Nicht durch eine direkte Schädigung erklärbare Muskel- und Muskelansatzschmerzen und das Vorhandensein schmerzhafter Druckpunkte. Die Symptome sind stammbetont (Bauch). Die Beschwerden kommen häufig zusammen mit einem depressiven Syndrom, Angstsyndrom und Müdigkeit vor. Die Fibromyalgie ist keine eigenständige Erkrankung. Sie hat biologische, psychische und soziale Ursachen. Oftmals liegt eine gestörte zentralnervöse Regulation der Schmerzempfindlichkeit vor. Rheumatische Erkrankungen sind durch Untersuchungen als Ursache auszuschließen. Bei Vorliegen vorwiegend psychischer Ursachen sind Fibromyalgien den → somatoformen Störungen zuzuordnen.

Generalisierte Angststörung
Über Wochen oder Monate andauernde Gefühle ängstlicher Anspannung und Sorge. Gleichzeitig bestehen anhaltende körperliche Symptome wie z.B. motorische Anspannung, leichte (Über-)Erregbarkeit mit angstgesteuerter Wachsamkeit, Schlafstörungen oder Unruhegefühle.

Gesprächspsychotherapie
Form der → Psychotherapie. Im Mittelpunkt der Therapie steht nicht die Lösung von Problemen, sondern die persönliche Entwicklung, die dann ihrerseits Problemlösungen begünstigen soll. Die Wirkung der Gesprächspsychotherapie basiert vor allem auf der besonderen Gestaltung der psychotherapeutischen Beziehung.

Halluzination
Sinneswahrnehmung ohne entsprechenden Sinnesreiz, die für einen wirklichen Sinneseindruck gehalten wird, z.B. Hören von Stimmen, ohne dass jemand spricht, Sehen von Dingen, ohne dass ein Objekt tatsächlich sichtbar wäre.

Hypomanie
Leichte Ausprägung einer → Manie.

Ich-Störungen
Veränderungen des Ich-Erlebens. Dazu zählen auch Erlebnisweisen, bei denen körperliche Vorgänge sowie das eigene Denken, Fühlen oder Handeln als von außen gelenkt empfunden werden.

Internationale Klassifikation der Krankheiten (ICD)
Die Internationale Klassifikation der Krankheiten (International Classification of Diseases), die derzeit in der 10. Version vorliegt (ICD-10), ist ein von der Weltgesundheitsorganisation (WHO) herausgegebenes Klassifikationssystem der Erkrankungen. In der ICD werden die Erkrankungen anhand von Symptom-, Zeit-, Verlaufs-, Ausschluss- und Diagnoserichtlinien beschrieben. In der Wissenschaft wird derzeit die 10. Version der ICD einer Revision unterzogen, sodass bald die 11. Version als ICD-11 vorliegen wird.

Interpersonelle Psychotherapie (IPT)
Spezifisch für depressive Störungen entwickelte Kurzzeittherapie. Unabhängig von den Ursachen werden Depressionen hier stets in einem psychosozialen und interpersonellen Kontext gesehen. Ein wichtiges Therapieziel der IPT ist deshalb die Bewältigung belastender zwischenmenschlicher und psychosozialer Stressoren, unabhängig davon, ob diese zur depressiven Störung beitragen oder die Folge der depressiven Störung sind.

Johanniskraut
Pflanzliches → Antidepressivum. Eine antidepressive Wirkung von Johanniskraut ist aber nur für leichte depressive Episoden wissenschaftlich belegt. Und obwohl es sich um ein pflanzliches Präparat handelt, müssen Nebenwirkungen, aber vor allem Wechselwirkungen mit anderen Arzneimitteln, beachtet werden.

Kognitive Triade
Die negativen Grundüberzeugungen Depressiver zeigen sich nach A.T. Beck in der kognitiven Triade: eine negative Sicht der eigenen Person, der Welt und der Zukunft.

Kognitive Verhaltenstherapie
Form der → Verhaltenstherapie, in deren Mittelpunkt Kognitionen, d.h. Einstellungen, Bewertungen, Gedanken und Überzeugungen stehen. Grundlage ist die Annahme, dass die subjektive Sicht der Dinge, also die Wahrnehmungsselektion und die Wahrnehmungsbewertung, entscheidend ist für das Verhalten.

Konditionierung
Reiz-Reaktions-Lernen
Klassische Konditionierung
Reiz-Reaktions-Lernen, das ursprünglich von dem russischen Physiologen Iwan P. Pawlow untersucht wurde (Pawlowscher Hund, bei dem die Futtergabe mit einem Klingelton verbunden wurde). Ein neutraler Reiz (z.B. Klingelton) wird mehrfach mit einem bedeutsamen Reiz (unkonditionierter Reiz, z.B. Futter), der eine unkonditionierte Reaktion (z.B. Speichelfluss) auslösen kann, zusammen dargeboten. Dadurch erhält der ehemals neutrale Reiz die Fähigkeit, ebenfalls und alleine (nun als konditionierter Reiz) dieselbe Reaktion wie der unkonditionierte Reiz zu bewirken. Die Reaktion auf den konditionierten Reiz wird dann als konditionierte Reaktion bezeichnet.
Operante Konditionierung
»Verstärkungslernen«, wonach das Verhalten von den jeweiligen Konsequenzen abhängig ist.

Lichttherapie
Ergänzendes Therapieverfahren vor allem in der Behandlung der → saisonal abhängigen Depression, bei welchem der Patient einer starken Lichtquelle ausgesetzt wird.

Manie
Manische Episoden sind durch situationsinadäquate gehobene Stimmung oder Gereiztheit, Erregung, Hyperaktivität, starken Rededrang und oft auch Größenideen gekennzeichnet.

Neuroleptika → Antipsychotika.

Neurotransmitter (Botenstoffe)
Chemische Substanzen, die von den Nervenzellen ausgeschüttet werden und als Botenstoffe für die Kommunikation innerhalb des Nervensystems eine wichtige Rolle spielen. Hierzu gehören z.B. Serotonin, Noradrenalin, Dopamin oder auch das Acetylcholin.

Panikattacke
Plötzlich auftretende Gefühle intensiver Angst, begleitet von einer ausgeprägten körperlichen Symptomatik. Zu den häufigsten Symptomen der Panikattacke gehören Herzrasen, Hitzewallungen, Schweißausbrüche, Zittern, Benommenheit, Beklemmungsgefühle, thorakale Schmerzen (Schmerzen im Bereich des Brustkorbs), Atemnot, körperliche Missempfindungen und Magen-Darm-Beschwerden.

Panikstörung
Kennzeichnend sind plötzliche und unerwartete Attacken intensiver Angst- und Panikgefühle (→ Panikattacke). Die Attacken entstehen situationsunspezifisch und treten sozusagen aus heiterem Himmel auf. Zwischen den Attacken liegen in der Regel angstfreie Zeiträume. In der Folge entwickelt sich häufig eine starke Angst, erneut eine Panikattacke zu erleiden (Angst vor der Angst, antizipatorisches Angstgefühl).

Persönlichkeitsstörungen
Deutliche Unausgeglichenheiten in den Einstellungen und im Verhalten über mehrere Funktionsbereiche, die zu dauerhaften auffälligen Verhaltensmustern in vielen persönlichen und sozialen Situationen führen. Die Störung beginnt immer spätestens in der Adoleszenz und ist dauerhaft im Erwachsenenalter zu beobachten. Sie führt zu deutlichen Einschränkungen beruflicher und sozialer Leistungsfähigkeit. Die Störung ist nur zu diagnostizieren, wenn ein erhebliches subjektives Leiden beim Betroffenen oder im Umfeld auftritt.

Posttraumatische Belastungsstörung (PTBS)
(Synonym: »posttraumatic stress disorder«, PTSD)
Verzögerte und anhaltende Reaktion auf Belastungen katastrophalen Ausmaßes, die bei fast jedem Menschen eine tief greifende Verzweiflung auslösen würden. Typische Symptome sind das Wiedererleben des Traumas in Nachhallerinnerungen (Flashbacks) oder in Albträumen, ein emotionaler Rückzug (z. B. emotionale Gleichgültigkeit) und ein erhöhtes Erregungsniveau (z. B. innere Unruhe, Anspannung, Schlafstörungen, Gereiztheit).

Psychodynamische Psychotherapie, Psychoanalyse
Solche Therapieformen verstehen sich grundsätzlich als »aufdeckende« Verfahren, die auf die Ursachenklärung und -ergründung ausgerichtet sind. Die unbewusste Psychodynamik aktuell wirksamer sogenannter neurotischer Konflikte und die zugrunde liegende neurotische Struktur des Patienten werden ergründet und behandelt. Dabei wird davon ausgegangen, dass diese in der Kind-Eltern-Beziehung verwurzelt sind und meist unbewusst wirken. Ziel dieser Therapien ist es, dem Patienten zu einer ver-

tieften Einsicht in die Ursachen seines Leidens bzw. seiner Störungen zu verhelfen.

Psychoedukation
Vermittlung von Informationen über die Krankheit und von Krankheitsmodellen. Psychoedukation ist Teil von Psychotherapien, kann aber auch als eigenständige therapeutische Maßnahme erbracht werden.

Psychose
Schwerste psychische Erkrankung mit grundlegendem Wandel des eigenen Erlebens und des Realitätsbezugs. Psychotische Symptome sind beispielsweise → Halluzinationen und → Wahn. Eine Unterform ist die → Schizophrenie.

Psychostimulanzien
Medikamente, die kurzzeitig leistungs- und konzentrationssteigernd wirken. Manche unterdrücken auch das Hungergefühl. Psychostimulanzien wie Amphetamine sind suchtgefährdende Substanzen. Andere Stimulanzien haben einen therapeutischen Nutzen und werden in der Behandlung psychischer Erkrankungen wie ADHS eingesetzt.

Psychotherapie
Im weiteren Sinne alle Therapieverfahren, deren therapeutische Wirkung auf Gesprächen, Handlungen und der Beziehungsgestaltung zwischen Therapeut und Patient beruht. Psychotherapie wird angeboten von Fachärzten für Psychiatrie und Psychotherapie, Nervenärzten, Fachärzten für Psychosomatische Medizin und Psychotherapie, Ärzten mit Zusatzqualifikation »Psychotherapie« und Psychologischen Psychotherapeuten.

Rapid Cycling
Mehr als vier Stimmungswechsel im Jahr bei einer → bipolaren affektiven Störung.

Reizkonfrontationsverfahren
Reizkonfrontationsverfahren spielen vor allem in der Behandlung von Angst- und Zwangsstörungen eine große Rolle. Hierbei werden Patienten mit den symptomauslösenden Reizen konfrontiert, um durch das Aushalten der Reize/Situation einen Rückgang der Angst zu erleben. Die Konfrontation mit dem Reiz kann dabei in der Realität, in der Vorstellung sowie in voller oder in abgestufter Intensität erfolgen.

Saisonal abhängige Depression
Depressionsform, bei der die depressive Symptomatik jahreszeitlich gebunden, meist beginnend im Herbst oder Frühjahr, auftritt.

Schädlicher Gebrauch
liegt dann vor, wenn infolge von Substanzkonsum eine Gesundheitsschädigung somatischer (z. B. Magenschleimhautentzündung durch Alkohol) oder psychischer Art (z. B. Cannabis induzierte Psychose) eingetreten ist.

Schizophrenie
Bei diesem Störungsbild sind unterschiedliche Bereiche beeinträchtigt, insbesondere Wahrnehmung, Denken, Ich-Erleben, Affektivität und Antrieb. Bezeichnend sind einerseits episodisch auftretende, akute psychotische Zustände (→ Psychose) und andererseits chronische Beeinträchtigungen mit persistierenden psychotischen und/oder sogenannten Negativsymptomen (z. B. Affektverflachung, Sprachverarmung, Apathie).

Schlafstörungen
umfassen verschiedene Phänomene wie Ein- und Durchschlafstörungen oder Störungen des Schlaf-Wach-Rhythmus, die nicht nur den Schlaf, sondern auch die Befindlichkeit während des Tages beeinträchtigen. Sie können als eigenständige Störung oder als Symptom einer anderen Erkrankung vorkommen.

Selbsthilfegruppen
Selbst organisierter Zusammenschluss von Menschen mit vergleichbaren Problemen, die gemeinsam etwas gegen diese Probleme tun möchten. Selbsthilfegruppen dienen dem Erfahrungs- und Informationsaustausch sowie der gegenseitigen emotionalen Unterstützung und Motivation.

Somatoforme Störungen
Sie umfassen körperliche Beschwerden, für die es keine erkennbare organische Erklärung gibt. Menschen mit einer somatoformen Störung sind – trotz wiederholt negativer Befunde – auf eine organische Ursache ihrer Beschwerden fixiert und fordern oft hartnäckig weitere medizinische Untersuchungen.

Soziale Phobie
Angst vor Situationen, in denen sich die Betroffenen der prüfenden Beobachtung durch andere Menschen ausgesetzt fühlen. Bei Konfrontation mit sozialphobischen Reizsituationen kommt es zu Herzklopfen, Unruhe, Schwitzen, Erröten, Angst und Unruhegefühlen. Daher werden Sozialkontakte häufig zunehmend vermieden.

Spezifische Phobie
Furcht vor einem bestimmten Objekt oder einer bestimmten, umschriebenen Situation. In der Regel werden diese Objekte und Situationen von Betroffenen gemieden.

Sportmedizin
Aufgabe der Sportmedizin ist die Gesundheitsbeurteilung, die Ermittlung der aktuellen und zukünftigen Leistungsfähigkeit und Hinweise für die Optimierung der Trainings.

Sportpsychiatrie und -psychotherapie
beschreibt die Prävention, Diagnostik und Therapie psychischer Erkrankungen bei Athleten sowie → Sporttherapie und Bewegungstherapie bei Patienten mit psychischen Erkrankungen.

Sporttherapie
Ärztlich verordnete Bewegung.

Stimmungsstabilisierer (Phasenprophylaktika)
Medikamente, die vor allem in der Therapie bipolarer affektiver Störungen eingesetzt werden und primär der Normalisierung der Stimmung und der Verhinderung erneuter depressiver und/oder manischer Episoden dienen. Zu den Stimmungsstabilisatoren im engeren Sinne gehören vor allem Lithium und Antikonvulsiva. Aber auch → Antipsychotika der neueren Generation können als solche wirken.

Suizidalität (Selbstmordgefährdung)
Alle Denk- und Verhaltensweisen, die den eigenen Tod anstreben oder als möglichen Ausgang einer Handlung in Kauf nehmen. Suizidale Äußerungen müssen immer sehr ernst genommen werden!

Syndrom

Gleichzeitiges Vorliegen bestimmter Symptome (Krankheitszeichen), die zusammengenommen das jeweilige Syndrom bilden.

Systematische Desensibilisierung

Eine Form der → Reizkonfrontationsverfahren; der Patient wird dabei in einem entspannten Zustand stufenweise und in der Vorstellung an Angst auslösende Reize herangeführt. Eine Variante ist die systematische Desensibilisierung in der Realität.

Übertraining

Über eine längere Zeit anhaltendes Missverhältnis zwischen Belastung und Belastbarkeit bzw. Training und Regeneration.

Verhaltenstherapie

Charakteristisch für die Verhaltenstherapie ist die Konzentration auf gegenwärtige statt auf vergangene Handlungsdeterminanten, ohne diese jedoch in der Analyse der Problementstehung zu vernachlässigen. Kennzeichnend ist, dass problematisches Verhalten in erster Linie als Ergebnis von Lern- sowie kognitiven Prozessen gesehen wird und durch die Anwendung von Verhaltens- und Lernprinzipien sowie kognitiven Techniken (→ kognitive Verhaltenstherapie) verändert werden soll.

Wahn

Krankhaft entstandene Fehlbeurteilung der Realität; an einer objektiv falschen Überzeugung wird mit subjektiver Gewissheit unkorrigierbar festgehalten, obwohl diese im Widerspruch zur Erfahrung und Überzeugung gesunder Mitmenschen steht.

Werther-Effekt
Nachahmung einer suizidalen Handlung, nachdem darüber in den Medien berichtet wurde. Das Nachahmungsrisiko scheint vor allem dann zu steigen, wenn derjenige, der sich suizidierte, ein »Sympathieträger« ist, bzw. eine Person, mit der sich viele gut identifizieren können.

Zwänge
Immer wieder gegen inneren Widerstand sich aufdrängende Gedanken (Zwangsgedanken), Impulse (Zwangsimpulse) oder wiederholt ausgeführte Handlungen (Zwangshandlungen), die vom Betroffenen als weitgehend unsinnig erlebt werden. Sie lassen sich jedoch nicht oder nur schwer unterbinden, da bei Unterdrückung dieser Phänomene Angst auftritt.

Zyklothymia
Eine länger als zwei Jahre andauernde Instabilität der Stimmung mit Phasen leichter → Depression und leichter Manie (→ Hypomanie).

Hilfreiche Adressen und Internetseiten

Der Autor
Prof. Dr. med. Dr. rer. soc. Frank Schneider
Direktor der Klinik für Psychiatrie, Psychotherapie und Psychosomatik
Universitätsklinikum Aachen
Pauwelsstraße 30
52074 Aachen
Tel.: 02 41/8 08 96 33
E-Mail: psychiatrie@ukaachen.de
www.psychiatrie.ukaachen.de

DGPPN-Zentren für seelische Gesundheit im Sport
Spezialsprechstunden für Leistungssportler mit psychischen Erkrankungen
An mehreren psychiatrisch-psychotherapeutischen Universitätskliniken Deutschlands sind durch eine Initiative der psychiatrischen Fachgesellschaft DGPPN-Zentren etabliert worden, in denen Leistungssportler einen Termin bei einem Facharzt für Psychiatrie und Psychotherapie bekommen können. Ein- oder mehrmals pro Woche werden diese Sprechstunden angeboten.

Eine Übersicht über deren Tätigkeiten findet man im Internet unter:
www.dgppn.de/sportpsychiatrie.html

Liste der DGPPN-Zentren »Seelische Gesundheit im Sport«

Zentrum Aachen (Koordination)
Prof. Dr. Dr. Frank Schneider, Dr. Karsten Henkel,
Dr. Michael Paulzen
Klinik für Psychiatrie, Psychotherapie und Psychosomatik
Universitätsklinikum Aachen
Pauwelsstraße 30
52074 Aachen
Tel.: 02 41 / 8 08 09 09
sportpsychiatrie@ukaachen.de
www.sportpsychiatrie.ukaachen.de

Zentrum Berlin
Prof. Dr. Andreas Ströhle, Prof. Dr. Malek Bajbouj
Klinik für Psychiatrie und Psychotherapie
Charité – Universitätsmedizin Berlin
Charitéplatz 1
10117 Berlin
Tel.: 0 30 / 45 05 17 062
sportpsychiatrie@charite.de
http://psy-ccm.charite.de/klinik/campus_charite_mitte/poliklinik/poliklinik_spezialsprechstunden/spezialsprechstunde_sportpsychiatrie_und_psychotherapie/

Zentrum Freiburg
Dr. Tobias Freyer, Dr. Klaas Winter
Abteilung für Psychiatrie und Psychotherapie
Universitätsklinikum Freiburg
Hauptstraße 5
79104 Freiburg
Tel.: 07 61 / 27 06 63 00 (montags 16 bis 17 Uhr)
Tel.: 07 61 / 27 06 63 50 (donnerstags 13 bis 14 Uhr)
sportpsychiatrie@uniklinik-freiburg.de
www.sportpsychiatrie.uniklinik-freiburg.de

Zentrum Hannover
Prof. Dr. Petra Garlipp, PD Dr. Marcel Sieberer,
Prof. Dr. Marc Ziegenbein
Klinik für Psychiatrie, Sozialpsychiatrie und Psychotherapie
Medizinische Hochschule Hannover
Carl-Neuberg-Str. 1
30625 Hannover
Tel.: 05 11 / 5 32 65 59
sportpsychiatrie@mh-hannover.de
www.mh-hannover.de/mhhpsychiatrie.html

Zentrum Heidelberg
Petra Dallmann, PD Dr. Philipp Thomann
Abteilung Allgemeine Psychiatrie
Universitätsklinikum Heidelberg
Voßstraße 2
69115 Heidelberg
Tel.: 0 62 21 / 56 44 31
petra.dallmann@med.uni-heidelberg.de
www.klinikum.uni-heidelberg.de/Sprechstunde-fuer-Leistungssportler.127152.0.html

Zentrum Jena
Prof. Karl-Jürgen Bär, Dr. Daniel Trautwein
Klinik für Psychiatrie und Psychotherapie
Universitätsklinikum Jena
Philosophenweg 3
07743 Jena
Tel.: 0 36 41/9 39 04 51
sportpsychiatrie@med.uni-jena.de
http://www.psychiatrie.uniklinikum-jena.de/Klinik/Institutsambulanz/Sportpsychiatrische+Sprechstunde

Zentrum Mannheim
Prof. Dr. Martin Bohus
Klinik für Psychosomatik und Psychotherapeutische Medizin
Zentralinstitut für Seelische Gesundheit
J5, 68159 Mannheim
Tel.: 06 21/17 03 43 03
sportpsychiatrie@zi-mannheim.de
www.sportpsychiatrie.zi-mannheim.de

Zentrum München
Berend Malchow, Dr. Alkomiet Hasan, Dr. Annette Schaub, Prof. Dr. Peter Falkai
Klinik für Psychiatrie und Psychotherapie
Klinikum Innenstadt, Ludwig-Maximilians-Universität
Nußbaumstraße 7
80336 München
Tel.: 0 89/51 60 33 07
sportpsychiatrie@med.uni-muenchen.de
www.klinikum.uni-muenchen.de/Klinik-und-Poliklinik-fuer-Psychiatrie-und-Psychotherapie/de/ambulanzen/spezialambulanzen/sportpsychiatrie/index.html

Robert-Enke-Stiftung

Schillerstraße 4
30890 Barsinghausen
Tel.: 0 51 05 / 77 55 55-0
info@robert-enke-stiftung.de
www.robert-enke-stiftung.de

Fachgesellschaft
Deutsche Gesellschaft für Psychiatrie und Psychotherapie, Psychosomatik und Nervenheilkunde (DGPPN)
Reinhardtstraße 27B
10117 Berlin
Tel.: 0 30 / 24 04 77 20
Fax: 0 30 / 24 04 77 2-29
E-Mail: sekretariat@dgppn.de
www.dgppn.de

Hier findet man auf der Seite: www.dgppn.de/sportpsychiatrie.html den Link nicht nur zu den DGPPN-Zentren, sondern auch zu einer Liste von Fachärzten für Psychiatrie und Psychotherapie, Nervenärzten und Psychologischen Psychotherapeuten mit einer besonderen Qualifikation der wissenschaftlichen Fachgesellschaft im Bereich Sportpsychiatrie und -psychotherapie.

Internetseiten

Internetseite für Sportler, Trainer, Betreuer u. a.
www.mentalgestaerkt.de

Internetseite für Laien
www.neurologen-und-psychiater-im-netz.de
(Internetseite der wissenschaftlichen Fachgesellschaften und der Berufsverbände der Psychiater, Psychotherapeuten und Neurologen)

Internetseiten für Ärzte
International Society for Sports Psychiatry
www.sportspsychiatry.org

Organisationen für Angehörige und Betroffene

Die wichtigste Organisation ist das Bündnis gegen Depression auf regionaler, nationaler und auch internationaler Ebene. Diese hat eine sehr umfangreiche und ansprechende Website mit vielen nützlichen Informationen, Adressen und weiteren Links. Dort finden Sie auch zahlreiche weitere Informationen zum Herunterladen, zum Beispiel einen Selbsttest, Informationen über regionale Angebote und Veranstaltungen sowie nützliche Adressen.

Deutsches Bündnis gegen Depression
Semmelweisstraße 10
04103 Leipzig
E-Mail: info@buendnis-depression.de
www.buendnis-depression.de

NAKOS, nationale Kontakt- und Informationsstelle zur Anregung und Unterstützung von Selbsthilfegruppen
Wilmersdorfer Straße 39
10627 Berlin
Tel.: 0 30/31 01 89 60
Fax: 0 30/31 01 89 70
E-Mail: selbsthilfe@nakos.de
www.nakos.de

Bundesverband der Angehörigen psychisch Kranker (BApK)
Oppelner Straße 130
53119 Bonn
Selbsthilfeberatung:
Tel.: 01 80/5 95 09 51 oder 02 28/71 00 24 24
E-Mail: seelefon@psychiatrie.de
www.bapk.de

Bundesverband Psychiatrie-Erfahrener e.V.
Geschäftsstelle
Wittener Straße 87
44789 Bochum
Tel.: 02 34/68 70 55 52
E-Mail: kontakt-info@bpe-online.de
www.bpe-online.de

Österreich
Österreichisches Bündnis gegen Depression
Gesellschaft für Psychische Gesundheit – pro mente tirol
Karl-Schönherr-Straße 3
A-6020 Innsbruck
Tel.: 05 12/58 51 29

Fax: 05 12 / 5 85 12 99
E-Mail: eaad@gpg-tirol.at
www.buendnis-depression.at

Hilfe für Angehörige Psychisch Erkrankter (HPE)
Bernardgasse 36/4/14
A-1070 Wien
Tel.: 01 / 5 26 42 02
E-Mail: office@hpe.at
www.hpe.at

Pro mente Austria
Österreichischer Dachverband der Vereine und Gesellschaften für psychische und soziale Gesundheit
Johann-Konrad-Vogelstraße 13
A-4020 Linz
Tel.: 07 32 / 78 53 97
E-Mail: office@promenteaustria.at
www.promenteaustria.at

Schweiz
Bündnis gegen Depression Schweiz
www.bag.admin.ch/themen/medizin/00683/03923/index.html?lang=de

Dachverband der Vereinigungen von Angehörigen psychisch Kranker
Engelgasse 84
CH-4052 Basel
Tel.: 0 61 / 2 71 16 40
E-Mail: info@vask.ch
www.vask.ch

Schweizerische Stiftung Pro Mente Sana
Hardturmstraße 261
Postfach 1915
CH-8031 Zürich
Tel.: 0 56 / 3 86 00; Beratung: 08 48 / 80 08 58
E-Mail: kontakt@promentesana.ch
www.promentesana.ch

Hilfen im Notfall

In den Gelben Seiten oder bei den Ärztekammern finden sich Telefonnummern und Adressen von Fachärzten für Psychiatrie und Psychotherapie, Nervenärzten, Neurologen und von psychiatrisch-psychotherapeutischen Fachkliniken und Krankenhausabteilungen sowie von regionalen ärztlichen Notdiensten und den sozialpsychiatrischen Diensten.

Bundesweit einheitliche Rufnummer für den ärztlichen Bereitschaftsdienst (kostenlos):
Tel.: 116 117 (ohne Vorwahl)

Die Telefonseelsorge ist in Deutschland erreichbar unter:
Tel.: 08 00/1 11 01 11 oder 08 00/1 11 02 22
www.telefonseelsorge.org

Österreich: Tel.: 142
www.telefonseelsorge.at

Schweiz: Tel.: 143
www.tel-143.ch

Quellenverzeichnis und weiterführende Literatur zu Spezialthemen

Begel, Daniel/Burton, Robert W. (Hrsg.): Sport Psychiatry: Theory and Practice. New York 2000

DGPPN, BÄK, KBV und AWMF (Hrsg.): S3-Leitlinie/Nationale VersorgungsLeitlinie Unipolare Depression. Berlin 2010 (auch im Internet abrufbar unter: www.dgppn.de/publikationen/leitlinien/leitlinien0.html)

DGBS und DGPPN (Hrsg.): S3-Leitlinie Bipolare Depression. Berlin 2012 (im Internet abrufbar unter: www.dgppn.de/publikationen/leitlinien/leitlinien0.html)

McDuff, David R.: Sports Psychiatry: Strategies for Life Balance and Peak Performance. Washington 2012

Reng, Ronald: Robert Enke: Ein allzu kurzes Leben. München 2010

Schneider, Frank (Hrsg.): Facharztwissen Psychiatrie und Psychotherapie. Berlin 2012

Schneider, Frank: Demenz: Der Ratgeber für Patienten und Angehörige. München 2012

Schneider, Frank/Nesseler, Thomas: Depressionen im Alter: Die verkannte Volkskrankheit. München 2011

Tofler, Ian R./Morse, Eric D. (Hrsg.): The Interface Between Sport Psychiatry and Sports Medicine. Clinics in Sports Medicine, Band 24 (4), 2005

Weltgesundheitsorganisation: Internationale Klassifikation psychischer Störungen. ICD-10 Kapitel V (F). Diagnostische Kriterien für Forschung und Praxis. Bern 2011

Register